# Meinen Kopf auf deinen Hals

*Christian Jungblut*

# Meinen Kopf auf deinen Hals

*Die neuen Pläne des Dr. Frankenstein alias Robert White*

Hirzel Verlag
Stuttgart • Leipzig 2001

Die Deutsche Bibliothek – CIP-Einheitsaufnahme
Jungblut, Christian:
Meinen Kopf auf deinen Hals : die neuen Pläne des Dr. Frankenstein alias Robert White / Christian Jungblut. – Stuttgart ; Leipzig : Hirzel, 2001
ISBN 3-7776-1103-4


Birkenwaldstraße 44, 70191 Stuttgart
Printed in Germany
Gestaltung: Hennig-Damasko, Stuttgart
Druck: Gulde-Druck, Tübingen

Wir müssen doch nicht alles machen, was wir können.
Nein, wir müssen es nicht.
Aber?
Aber wir werden es machen.
Und weshalb?
Weil wir nicht ertragen, wenn der kleinste Zweifel bleibt, ob wir es wirklich können.

Hans Blumenberg

## Inhalt

## Dr. Frankensteins neues Gesicht

Der Plan ist, das geniale Gehirn des Astrophysikers Stephen Hawking überleben zu lassen. Weil die Organe seines von Muskelatrophie heimgesuchten Körpers in den nächsten Tagen versagen und ihn töten werden, ist er für die erste Transplantation eines ganzen Leibes vorgesehen.

Der für den Akt dieser körperlichen Wiedergeburt auserkorene Hawking wird in den OP-Saal geschoben. Nur das Gesicht des weltberühmten Gelehrten ist zu sehen. Tücher bedecken seinen verkrüppelten Körper. Ein Arzt tritt an ihn heran, betastet seinen Hals und zieht einen feinen Strich rundherum. Schließlich schiebt er zwei Metallbügel über den Kopf des Wissenschaftlers und befestigt ihn vorsichtig mit Schrauben, sodass er unverrückbar arretiert ist. Auf einem weiteren OP-Tisch liegt ein gehirntoter Mann mittlerer Statur, ein verunglückter Motorradfahrer – Morbus Kawasaki, wie Ärzte seinen Tod ironisch bezeichnen. Geräte umstehen ihn. Eine Maschine beatmet den Toten künstlich, eine andere zeichnet seine Herztätig-

keit auf. Sie ist normal. Auch seinen Hals umrundet ein Strich.
Zwei große Teams aus Chirurgen, Assistenzärzten, Schwestern und Anästhesisten in petrolgrünen Kitteln warten gespannt im OP-Saal. Ein hagerer, das Gewirr überragender Chirurg, der älteste im Saal, nickt ihnen kurz zu. Skalpelle blitzen auf. Die Operateure schneiden dem anästhesierten Astronomen und dem gehirntoten Motorradfahrer gleichzeitig die Hälse auf und durchtrennen die Wirbelsäule, bis die Köpfe nur noch über die Adern mit ihrem Körper verbunden sind.
Bei den nächsten Griffen fliegen die Hände. Die Adern der direkt nebeneinander geschobenen Körper werden durchtrennt und neu verbunden. Würde das Gehirn des Gelehrten nur fünf Minuten ohne Blutversorgung bleiben, wäre es für immer zerstört. Er würde als Leichnam den OP-Saal verlassen.
Um das Gehirn des Wissenschaftlers kontinuierlich zu versorgen, trennt der leitende Chirurg erst vier der sechs Leitungen, die dicht unter der Haut verlaufenden Schlagadern und Venen, und verbindet sie mit den Rumpfgefäßen des Motorradfahrers. Für Momente durchströmt Blut aus beiden Körpern den Kopf des Astrophysikers. Als der Chirurg dann die übrigen Adern bei der Wirbelsäule durchschneidet und sie verpropft, durchblutet allein das Herz des gehirntoten Motorradfahrers den Kopf von Hawking. Sein Körper wird weggetragen und an die Stelle der des Spenders geschoben. Schließlich, während der Chirurg beginnt,

Adern sowie Speise- und Luftröhre zu vernähen und das Halsgewebe miteinander zu verbinden, schalten seine Assistenten die Geräte am nun separiert liegenden Kopf des Motorradfahrers und am verkrüppelten Leib des Astrophysikers ab.

So schilderte mir der Neurochirurg Professor Robert White bei unserem ersten Treffen an einem sonnigen Märztag vor vier Jahren seine geplante Transplantation eines Kopfes. Am liebsten schon morgen wollte er den zerstörten Körper eines noch völlig klar denkenden Menschen durch einen Spenderleib ersetzen. Während Professor White mir durch die großen Gläser seiner Hornbrille zublinzelte, fuhr er mit dem Zeigefinger an der Mitte seines Halses entlang. Der Nagel hinterließ eine feine Linie, die schnell wieder verblasste. Genau dort wollte er den Schnitt führen. Schließlich zog er geheimnisvoll eine Art Plakat hervor.

Die Zeichnung vor ihm zeigte in schräger Draufsicht einen liegenden Mann, der die Operation bereits überstanden hat. Um Hals, Venen und Arterien ziehen sich feine rote Linien mit winzigen Querstrichen – die Nähte. Durch das Fleisch getriebene Bolzen fixieren über Metallplättchen den Kopf auf dem fremden Körper. Der neue Mensch hat jedoch nicht das Aussehen des Astrophysikers Hawking, sondern jugendlich blonde, nach hinten gewellte Haare, energisch gebogene Augenbrauen und eine Himmelfahrtsnase. Der Hintergrund leuchtet blau wie die Babywäsche eines Neugeborenen.

Robert White ist kein Spinner, der abstruse Visionen propagiert; ihn treibt auch kein Dämon. Er war einst der jüngste Professor für Neurochirurgie in den USA. Heute, mit 76, kann er seine Auszeichnungen stapeln. Er gehört dem exklusivsten Forscherzirkel der Welt an – der vatikanischen Pontifikalakademie der Wissenschaften, deren Ursprung ins 17. Jahrhundert, in die Zeit der Verdammung Galileo Galileis, zurückgeht. Der aufbegehrende Astronom war Mitglied der Akademie, ebenso wie später der Atomphysiker Niels Bohr oder der Bakteriologe und Penicillin-Entdecker Sir Alexander Fleming. Von den heute 80 Akademie-Mitgliedern aller Kongregationen sind über die Hälfte Nobelpreisträger. Auf die Anregung des Neurochirurgen White setzte der Pontifex die Bioethische Kommission des Vatikans ein, die zu brisanten Themen von Wissenschaft und Forschung die Position der katholischen Kirche verkündet.

Als ich Professor White an jenem Märztag traf, war er noch Direktor der neurochirurgischen Abteilung im MetroHealth Medical Center von Cleveland. Bis dahin hatte er an die 12000 und vielleicht sogar mehr Operationen an Gehirnen ausgeführt. Häufig stand er länger als zwölf Stunden am Tag im OP-Saal und versuchte, das für ihn kostbarste Gut des Menschen zu retten: das Gehirn.

Während er das erzählte, hielt er die Hände mit den Handflächen nach oben zu einer Mulde geformt, ähnlich, wie er so häufig das Gehirn eines Verunglückten, Niedergeschosse-

nen oder Erkrankten gehalten hatte, der nicht mehr zu retten war. Der Bewegung haftete etwas Sakrales an. Und als er sie ausführte, schien er für einen winzigen Moment völlig in sich selbst zu versinken.
Es war genau jene Handhaltung, die mich in meiner Jugend beim Lesen einer Novelle von Gottfried Benn so berührt hatte. Das Bild war seitdem immer in meinem Gedächtnis geblieben. Benn erzählt dort über eine Krankenschwester, die den Chefarzt zufällig beobachtet: „Wie er dann die leicht gebeugten Handflächen, nach oben offen, an den kleinen Fingern zusammenlegte, um sie dann einander zu und ab zu bewegen, als bräche er eine große, weiche Frucht auf oder als böge er etwas auseinander."
Dieser Chefarzt Rönne ist ein Melancholiker, fast genau das Gegenstück zu Professor White, der einen mitreißenden Optimismus aus der täglichen Rettung von Leben schöpfte. „Operieren ist wie eine Skulptur kreieren", sagte er einmal, „man formt etwas mit dem Gewebe, und wenn man den Schädel öffnet und das wichtigste Organ der Welt freilegen kann, ohne es dabei zu zerstören, ist das für mich eine wirkliche künstlerische Leistung."
White ist ein Mensch, der unermüdlich auf Hochtouren läuft. Am Ende seines langen Arbeitstags als Direktor der neurochirurgischen Abteilung der Klinik schrieb er damals noch zweimal im Monat eine Kolumne für die Lokalzeitung über Alltagserlebnisse, hielt Vorträge an Schulen und Lesungen an Universitäten

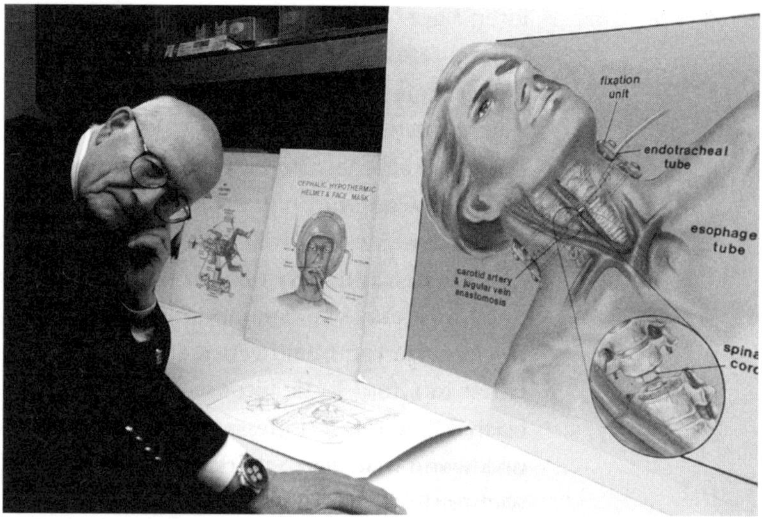
fixation
unit
endotracheal
tube
esophage
tube
carotid artery
& jugular vein
anastomosis
spina
corc
CEPHALIC HYPOTHERMIC
HELMET & FACE MASK

oder erzählte in einer Festrede vor Nonnen vom St. Joseph-Orden in Cleveland „über die Freude, ein Katholik zu sein".

Mit schnellen Trippelschritten und leicht nach vorn geneigt, lief er damals voran, um mir seine Abteilung und die Intensivstation zu zeigen. Auf einem der vielen Betten lag ein zehnjähriges Mädchen. Ihr zarter Körper war bleich und regungslos. Entlang der zur Seite gerutschten Decke wand sich ein Gewirr von zwei Dutzenden Kabeln und Schläuchen über ihren Kopf, Leib und die Arme. Professor White betrachtete sie stumm, trat ans Bett und zog die Decke am Zipfel behutsam über den durchscheinenden Körper.

„Unglücklich gestürzt ... Koma seit zehn Tagen ... Aber wir bringen sie vermutlich heraus", sagte der Neurochirurg, als er schon ans nächste Bett trat, „aber dieser junge Mann hier ... Autounfall ... keine Möglichkeit mehr ... Sein Gehirn kann bald versagen ... Wer weiß, einen Tag, fünf Tage, wer weiß ..."

Das Gesicht des Mannes war blutunterlaufen, wirkte wie eine überreife Frucht. Mit abgespreizten Armen lag der Körper ausgestreckt, sah immer noch kraftvoll aus. Er könnte zu dem Kopf auf der Projektzeichnung gehören, dachte ich in dem Moment.

„We can do it", sagte Professor White damals immer wieder nachdrücklich, mit amerikanischem Pragmatismus. „We did it", setzte er dann meist nach. Er meinte das Experiment mit einem Rhesusaffen, den er vor gut zwanzig Jahren erst um den Kopf gebracht und den anschließend auf den Körper eines anderen Makaken verpflanzt hatte. Doch mit solchen Versuchen verfolgte er nicht abgehobene Ziele eines besessenen Wissenschaftlers. Er tat es aus einem einfachen praktischen Grund: Leben retten.

Ich beabsichtigte damals nur, mit ihm ein Interview zu führen, doch aus diesem ersten Treffen wurde ein wochenlanges, hoch anregendes Gespräch. Eine Konversation über Leib und Seele und die Unbestimmtheit des Todes, ein Disput, den wir meist morgens begannen und am Abend immer noch nicht beendet hatten, sodass wir ihn am nächsten Tag fortführten. Meist hatte Professor White schon von sechs bis neun Uhr in der Frühe operiert, manchmal sogar nachts, wenn wir uns trafen. Jede freie Minute nutzte er für unser Gespräch. Wir versuchten beide, unsere Standpunkte zu finden. Und je länger wir uns unterhielten, desto mehr schienen wir uns von irgendwelchen gültigen Antworten zu entfernen.

Wir saßen in seinem vollgestopften Büro und unterhielten uns; wir hockten, unbeirrt weiter miteinander redend, im Laboratorium seiner wichtigsten Experimente; wir diskutierten beim Einkauf im Supermarkt weiter und vergaßen völlig unsere Umgebung. Mich bezauberten dabei die Schnelligkeit, mit der er dachte, und sein Humor, sein Witz, seine kleinen Narreteien, die ihn zuweilen jünger erscheinen ließen als manchen Zwanzigjährigen.

Anderthalb Jahre darauf besuchte ich Robert White wieder. Er hatte gerade die ersten

Monate seiner Pensionierung hinter sich, aber sein Terminkalender war voll wie immer. Und wieder vergaßen wir bei der wochenlangen Fortführung unseres Disputs Zeit und Ort. Wir bewegten uns auf einer Ebene der Kontemplation, die mir bis dahin nicht bekannt war.

Immer noch wollte er unbedingt seine Ganzkörper-Transplantation ausführen. „In meinem Alter habe ich nicht mehr viel Zeit zu verlieren", sagte er draufgängerisch. Er wollte deshalb nach Kiew in der Ukraine ausweichen, wo er seit längerem „hervorragende Chirurgen, Anästhesisten und weitere Fachleute" kennt und auch schon mit ihnen zusammengearbeitet hat. Doch eine solide Finanzierung des Projekts ist ihm bis heute nicht gelungen.

Robert White will zeigen, dass eine solche Operation möglich ist. Er möchte sein Leben mit dieser Tat krönen und damit Unsterblichkeit erlangen. Doch ein ebenso starker Antrieb ist sein Drang zu helfen. Sein Glaube verlange das von ihm. Fast jeden Abend um fünf Uhr besucht er im Vorort Shaker Heights die Messe, wo er immer für seine Patienten gebetet hat – ausschließlich für sie. Fürchtet sich der strenge Katholik nicht, wegen dieser Transplantation exkommuniziert zu werden?

Monsignor Elio Sgreccia, Sekretär der Pontifikalakademie des Lebens und Dozent für Bioethik an der Katholischen Universität im Vatikan, zeigte sich jedenfalls perplex über die Transplantationspläne des Professors. „Man kann nicht den Körper wie Hemd und Hose wechseln. Die Identität einer Person formt sich

auch durch die Wahrnehmung der Körperlichkeit. Das Ich ist im ganzen Menschen", bemerkte der Kleriker gereizt.
„Das ist nur eine Meinung und nicht die offizielle." Professor White senkte die Stimme. „Wenn die Kirche eine Darlegung wünscht – bitte sehr – ich kann meinen Fall überzeugend vortragen."
Und wenn doch ein Edikt ausgesprochen wird?
„Nein, nein. Dann würde ich wie der moderne Galileo Galilei dastehen! Die Kirche wird sich heute wohl nicht einen zweiten schaffen wollen."

## Köpfen und Entleiben für ein neues Leben

Mrs Rose, die freundlich zwitschernde Sekretärin, öffnet die Tür zur Brutstatt des Plans – ein vollgestelltes Direktorenbüro im MetroHealth Medical Center der nordamerikanischen Stadt Cleveland. Dort, hinter dem wuchtigen Schreibtisch, sitzt Professor White in einem Sammelsurium, das ihn zu überwuchern droht: auf Metallplatten geätzte Artikel über seine Taten, hölzerne Witzfiguren von Chirurgen, eine Büste Lenins, Gehirnmodelle, Fotos von ehemaligen Patienten, Fotos von seinen zehn inzwischen erwachsenen Kindern, Fotos von ihm. Auf einem reicht der Katholik dem milde lächelnden Papst Johannes Paul II. die Hand. Auf einem anderen operiert er – mit unter dem Kittel auf die Füße niedergerutschten Hosen; eine Schwester starrt auf seine dicken Waden.

Türme von Zeitungen, Papieren, Büchern versperren Schreibtisch und Boden. Die „Literaturgeschichte Russlands" liegt ganz oben, daneben eine Biographie über Franz von Assisi und „Wie man einen Mammut tieffriert".

Wie ich lange Jahre!

Mindestens ein Buch liest Robert White pro Nacht und gönnt sich meist nur vier Stunden Schlaf. „Ein 19jähriges Mädchen hat meine Karriere zerstört", sagt er mit hochgezogener Stimme. Er meint Mary Shelley, die junge Autorin, die Anfang des 19. Jahrhunderts die Horrorgeschichte von „Frankenstein" geschrieben hat.

**Jungblut**: Ihr Opfer wird gute Nerven brauchen ...

**White**: Opfer? Ein Glückseliger. Er erhält doch einen neuen Körper. Sie haben ihn auf der Zeichnung gesehen.

**Jungblut**: Da hat dieser neue Mensch den Blick des Siegertyps wie auf jedem Werbeposter. Aber das vollständige Durchschneiden des Halses, auch wenn es mit einem Skalpell im Operationssaal geschieht, erinnert an ein mittelalterliches Beil oder eine Guillotine auf dem Marktplatz.

**White**: Ja, ja ... Genau wie dort trenne ich über dem Halswirbel den Kopf vom Rumpf ...

**Jungblut**: Wie ich sagte: eine Enthauptung ...

**White**: Eine Enthauptung und eine Beleibung. Der Kopf bekommt ja jetzt einen neuen Körper. Man nimmt den alten Leib einfach weg, ersetzt ihn durch einen vollständig neuen mit frischen Organen und verbindet alle Adern sowie das Halsgewebe wieder miteinander. Es ist uns allerdings nicht möglich, das Rückenmark, also die Nervenfasern vom Gehirn zum Körper, wieder zusammenzufügen.

**Jungblut**: Dann wird dieser Mensch, dieses Wesen mit dem fremden Leib oder dem fremden Kopf, von welcher Seite aus man es betrachtet, querschnittsgelähmt sein. Es kann weder seine Beine noch seine Arme bewegen, keinen Muskel seines Körpers anspannen, noch selbst atmen.

**White:** Aber dieses neue Wesen kann sehen, hören, schmecken, riechen und ist fähig zu sprechen und zu denken. Seine ganze Persönlichkeit ist da. Alle Kenntnisse, die dieser Mensch vorher hatte, sind weiterhin präsent. Das Gehirn entleert sich ja nicht bei einer solchen Operation. Aber – leider – dieser Mensch wird sich nicht bewegen können. Deshalb ist die Operation vorerst nur für Patienten gedacht, die schon querschnittsgelähmt sind, also für jemanden wie den Filmstar Christopher Reeve.

Ach, der Supermann, der vom Pferd stürzte und sich den Hals brach!

Genau der. Seit dem Unfall ist er an den Rollstuhl gefesselt. Er ist quatroplegisch, vom Hals abwärts paralysiert, hängt an einem Beatmungsgerät, hat einen elektronischen Stimmengeber und braucht ständig Pflege. Irgendwann werden die Organe seines Körpers – Leber, Milz, Nieren – zusammenbrechen, früher als normalerweise. Wegen des durchtrennten Rückenmarks kann das Gehirn die Organe im Körper nicht mehr steuern und behindert dadurch die Hormonversorgung. Die Herzgefäße verändern sich ebenso wie das Gewebe, das Beatmungsgerät zerstört langsam die Lunge und so weiter. Also bald wird der Körper von Mr Reeve total versagen. Wenn er dann einen neuen erhielte, könnte er weiterleben – allerdings querschnittsgelähmt, wie er schon vorher war.

Eine Montage ...

Die Montage ist aber ein menschliches Wesen. Warum die Aufregung? Ob man nun bei einem Menschen fünf wichtige Organe im Leib auswechselt, was schon häufiger vorgekommen ist, oder ob man ihm gleich einen ganzen neuen Körper gibt – er behält beide Male die Essenz seines Wesens. Im Gegensatz zu einem neuen Leib bleiben die fünf Organe allerdings unsichtbar.

Ich versuche mir gerade vorzustellen, wie es wäre, wenn ich einen neuen Körper hätte und an mir heruntersehen würde.

Es hat so etwas Unwirkliches wie in einem Spiegelkabinett auf dem Jahrmarkt, wo der eigene Kopf plötzlich auf dem Körper des Nachbarn thront.

Zertrümmern Sie alle Spiegel, und Sie werden nichts davon bemerken. Wegen der Lähmung können Sie kaum an sich heruntersehen, auch nicht auf sich selbst weisen oder sich berühren, und Sie haben keine Möglichkeiten, mit Ihrem Körper zu kommunizieren. Es gibt nur eine visuelle Möglichkeit über einen Spiegel. Aber wenn Sie zugedeckt sind, würden Sie kaum registrieren können, dass da etwas ausgewechselt wurde. Deshalb empfehlen wir auch, nur Patienten zu operieren, die schon vom Hals abwärts paralysiert sind.

Mein Gefühl spricht nicht, es schreit dagegen, solche Operationen mit Menschen zu machen. Es scheint mir, als würden Monster geschaffen.

Weil Sie überholten Vorstellungen anhängen. Bei der Einführung neuer medizinischer Techniken und Errungenschaften gab es schon häufig einen Aufschrei.

Das, was sich unter meinem Kopf befindet, ist dann nicht ein Teil von mir, sondern ein Fremdkörper, etwas mir Feindliches, das ich sonst abgewehrt hätte, das auch mein Immunsystem abstoßen würde, wenn man es nicht mit Medikamenten lahm legte. Jetzt plötzlich soll dieser Fremdkörper gut für mich sein ...

Er rettet Ihr Leben.

Das ist die Frage. Ist es nach dieser Operation wirklich noch mein Leben? Ich bekam vor einigen Jahren Grünen Star auf einem Auge. Mir wurde unter die Hornhaut eine künstliche Linse eingesetzt. Dieses Plastikteil sitzt dort immer noch und hilft mir, die Umwelt zu erkennen. Doch es ist für mich nach wie vor ein seltsames Gefühl, etwas im Körper zu haben, das eigentlich nicht zu mir gehört. Und das ist nur ein winziges Stück fremde Materie – aber ein ganzer Körper, der wohl die zwanzigfache Masse des Kopfes hat ...!

X Kafka

**Verwandlung**

Als Gregor Samsa eines Morgens aus unruhigen Träumen erwachte, fand er sich in seinem Bett zu einem ungeheuren Ungeziefer verwandelt. Er lag auf seinem panzerartig harten Rücken und sah, wenn er den Kopf ein wenig hob, seinen gewölbten, braunen, von bogenförmigen Versteifungen geteilten Bauch, auf dessen Höhe sich die Bettdecke, zum gänzlichen Niedergleiten bereit, kaum noch erhalten konnte. Seine vielen, im Vergleich zu seinem sonstigen Umfang kläglich dünnen Beine flimmerten ihm hilflos vor den Augen.

„Was ist mit mir geschehen?" dachte er. Es war kein Traum. „Wie wäre es, wenn ich noch ein wenig weiterschliefe und alle Narrheiten vergäße", dachte er, aber das war gänzlich undurchführbar, denn er war gewöhnt, auf der rechten Seite zu schlafen, konnte sich aber in seinem gegenwärtigen Zustand nicht in diese Lage bringen. Mit welcher Kraft er sich auch auf die rechte Seite warf, immer wieder schaukelte er in die Rückenlage zurück.

„Gregor", rief es – es war die Mutter –, „es ist dreiviertel sieben. Wolltest du nicht wegfahren?" Die sanfte Stimme! Gregor erschrak, als er seine antwortende Stimme hörte, die wohl unverkennbar seine frühere war, in die sich aber, wie von unten her, ein nicht zu unterdrückendes, schmerzliches Piepsen mischte, das die Worte förmlich nur im ersten Augenblick in ihrer Deutlichkeit beließ, um sie im Nachklang derart zu zerstören, daß man nicht wußte, ob man recht gehört hatte.

Zuerst wollte er mit dem unteren Teil seines Körpers aus dem Bett hinauskommen, aber dieser untere Teil, den er übrigens noch nicht gesehen hatte und von dem er sich auch keine rechte Vorstellung machen konnte, erwies sich als zu schwer beweglich. Und ein Weilchen lang lag er ruhig mit schwachem Atem, als erwarte er vielleicht von der völligen Stille die Wiederkehr der wirklichen und selbstverständlichen Verhältnisse.

Und mehr infolge der Erregung als infolge eines richtigen Entschlusses, schwang er sich mit aller Macht aus dem Bett. Es gab einen lauten Schlag, aber ein eigentlicher Krach war es nicht. Ein wenig wurde der Fall durch den Teppich abgeschwächt, auch war der Rücken elastischer,

als Gregor gedacht hatte, daher kam der nicht gar so auffallende dumpfe Klang.
„Da drin ist etwas gefallen", sagte der Prokurist im Nebenzimmer links. Gregor suchte sich vorzustellen, ob nicht auch einmal dem Prokuristen etwas Ähnliches passieren könnte, wie heute ihm.
Er wollte tatsächlich die Tür aufmachen, tatsächlich sich sehen lassen und mit dem Prokuristen sprechen; er war begierig zu erfahren, was die anderen, die jetzt so nach ihm verlangten, bei seinem Anblick sagen würden. Der hellere Klang des endlich zurückschnappenden Schlosses erweckte Gregor förmlich. Da hörte er schon den Prokuristen ein lautes „Oh!" ausstoßen – es klang, wie wenn der Wind saust – und nun sah er ihn auch, wie er, der der Nächste an der Türe war, die Hand gegen den offenen Mund drückte und langsam zurückwich als vertreibe ihn eine unsichtbare, gleichmäßig fortwirkende Kraft.
Franz Kafka, *Die Verwandlung,* S. Fischer Verlag

••••••

Wenn Sie die Idee mit dem Körper nicht mögen, müssen Sie auch Herztransplantationen fallen lassen und dagegen sein, dass Niere oder Leber verpflanzt werden. Als Chirurgen mit der Herztransplantation anfingen, gab es auch Unruhe und Proteste. Und jetzt regt sich überhaupt niemand mehr darüber auf. Man kann heute nicht genug Herzen zum Transplantieren heranschaffen.

Wenn ein lebenswichtiges Organ zerstört ist oder versagt, dann ist das ein natürlicher Prozess. Jedes Leben endet irgendwann. Also wozu Transplantationen, könnte man sich generell fragen. Ich glaube allerdings, dass ich in der Not zugreifen würde.

Sie verlängern Ihr Leben doch auch mit Antibiotika und hätten sicher nichts dagegen, sich eine Herzklappe aus Kunststoff einsetzen zu lassen. All das dürften Sie konsequenterweise nicht, wenn Sie Organübertragungen verbieten wollen. Und was ist mit diesen ganzen Implantaten wie Hüftknochen und Schultern, also Metallteile, die im Vergleich zu einer Niere wirkliche Fremdkörper sind? Und was ist mit Prothesen? Was mit Ihrer Kunstlinse? Wir sprechen ja bei der Lebensverlängerung nicht von ein paar Tagen, sondern von, sagen wir, fünf Jahren.

> Wir müssen ja nicht der Logik folgen: „Wer A sagt, muss auch B sagen." Wir haben ja die Freiheit, irgendwo Grenzen zu setzen: „Stopp, weiter wollen wir nicht."

Das könnte man sagen. Aber was ist mit dem Arm? Jetzt haben sie in Frankreich gerade zum zweiten Mal einen Arm transplantiert. Würden Sie nach einem Unfall einen neuen Arm ablehnen?

> Beim Arm hätte ich weniger Probleme. Im Vergleich zu einem ganzen Körper ist er ein kleiner Teil. Und dennoch: Wenn ich mir vorstelle, dass ich immer auf diesen fremden Arm sehe ... Und wenn ich dann mit den Händen eines anderen meine Geliebte berühre ...

Es ist allein ein visuelles Problem. Dass Sie den Arm oder den Körper sehen können, bereitet Ihnen Schwierigkeiten. Eine neue Leber, die allen Blicken verborgen ist, würden Sie nicht bemerken. Ich stelle mir einen Patienten mit zermalmtem Arm vor, der amputiert und dann durch den eines Spenders ersetzt wird. Selbst wenn die Hautfarbe anders wäre, mein Gott, der Bursche hat jetzt einen neuen Arm. Wenn er an den Strand geht, kommt jeder angelaufen und bewundert seinen neuen Arm. Und ebenso würde man Ihren neuen Körper bestaunen.

> Danke, ich muss vorerst ablehnen. Mir fällt nämlich mein Herz ein. Wenn ich meine Geliebte sehe, schlägt es. Aber nach der Operation wird es das Herz eines anderen sein, und es schlägt in einer mir völlig fremden Brust.

Na, ja. Sie wissen, es ist nur das limbische System im Gehirn, das diese Gefühle hervorruft. Aber als Querschnittsgelähmter können Sie vorher und auch danach ohnehin nicht das Klopfen des Herzens fühlen. Und außerdem: Was ist mit den Leuten, denen man ein genetisch verändertes Schweineherz oder ein Kunstherz einsetzen will?

Sicherlich würde ich nach einer Körper-Transplantation das Gefühl haben, nicht mehr in meiner Haut zu stecken. Mich verloren zu haben.

••••••

**Die falsche Hand I**

Normalerweise verdeckt er sie in schwarzen Lederhandschuhen oder, wenn sie zu stark angeschwollen ist, in einem Schal. Clint Hallams rechte Hand stammt von einem toten Motorradfahrer. Sie ist die erste, die einem Hirntoten abgenommen und auf den Armstumpf eines Lebenden genäht wurde – bei Hallam nicht nur die Hand, sondern ein ganzes Stück Unterarm. Jetzt möchte Hallam, dass ihm die Ärzte die Hand wieder abnehmen.

Er hat die neue rechte Hand vor zwei Jahren erhalten. Sie ist länger und dicker als seine linke. Wie eine Manschette windet sich ein breites Narbenband, wo das neue Glied mit dem Armstumpf verbunden ist. Die Farbe der Hand ist rosa, während Hallams Oberarm weit dunkler ist. Die obere Schicht der Haut pellt ab, ein großer Lappen loses Fleisch hängt am Arm, und die Fingernägel sind wie Stücke aus Leder.

Als Hallam nach 1998 in Lyon zur Transplantation vorbereitet wurde, nahmen die Ärzte an, dass er seine rechte Hand bei einem Bauunfall verloren hatte. Doch er hatte sie sich beim Stutzen von Bäumen abgesägt, als er gerade eine Haftstrafe wegen Scheckbetrugs in einem neuseeländischen Gefängnis verbüßte. Und Hallam wusste damals nicht, dass der Leiter des chirurgischen Teams vom Edouard Herriot Hospital, Dr. Jean-Michel Dubernard, obendrein noch Stellvertretender Bürgermeister von Lyon und konservatives Mitglied des Senats war, der – so

Lokalreporter – aus politischen Gründen einen Meilenstein der Medizin setzen wollte.

Hallam hoffte, nach der Operation mit dem Wissen aufzuwachen, dass sein „Leben wieder normal" sei. Stattdessen löste die neue Hand das Gefühl aus „noch stärker behindert als zuvor" zu sein. Die Nebenwirkungen der das Immunsystem unterdrückenden Medikamente reichen von Diabetes bis zu chronischem Durchfall. Hallam treibt die Angst, dass sich aus einem harmlosen Schnupfen eine tödliche Lungenentzündung entwickeln könnte.

„Ich habe mich gefühlsmäßig von der Hand gelöst, als der Körper versuchte, sie abzustoßen", sagte Hallam in einem Gespräch mit seinem Chirurgen Dr. Jean-Michel Dubernard, „da wurde mir klar, dass es überhaupt nicht meine Hand ist. Ich möchte sie nicht."

Doch bislang weigert sich der Operateur Dubernard, sie ihm wieder abzunehmen, denn noch gilt die Hand als chirurgischer Erfolg. Für die Ärzte ist Hallam an seinem Dilemma selber schuld.

Agenturberichte

••••••

Sie hängen einer holistischen Vorstellung an, die auf der Einheit von Körper und Geist beharrt. Aber das ist eine sehr alte Idee, die von der heutigen Medizin allein durch die vielen Transplantationen widerlegt wurde. Also: Werfen Sie den alten Körper weg und holen Sie sich einen neuen – vorausgesetzt, Sie bekommen den eines jungen starken Motorradfahrers, dann wird er Ihren Kopf besser durchbluten. Und eine bessere Versorgung Ihres Gehirns wird natürlich die intellektuellen Fähigkeiten steigern. Ich bin gespannt, welche Einwände Sie dann vorbringen würden. Ist es nicht besser, einen ganzen Körper zu transplantieren als gleichzeitig ein Herz, eine Leber, eine Lunge, eine Niere und einen Darm? Fünf Organe auf einmal. In Deutschland wurde das schon gemacht. Fünf Organe, die womöglich von fünf verschiedenen Spendern stammen. Bei meinem Verfahren bekommen Sie alles weit effektiver mit nur einer Operation und von einem einzigen Spender.

Ja, eine solche Operation scheint effektiver. Ich würde mir aber nicht fünf Organe einsetzen lassen, sondern mich in mein Ende fügen. Und den fremden Körper möchte ich auch weiterhin nicht. Ich würde ihn nur immer anstarren.

Ach was, der Körper ist nur ein Powerpack, eine Kraftstation, eine Versorgungseinheit für das Gehirn. Nicht mehr. Man wechselt ihn aus wie eine alte Batterie. Man transplantiert ihn wie eine neue Leber oder ein neues Herz. Es ist eine wundervolle Operation. Man macht nur einen kleinen Eingriff am Hals.

Der Vergleich mit einer Batterie ist faszinierend. Man könnte natürlich das Gehirn als einen Schaltkasten sehen. Es gelingt Ihnen sicherlich – da habe ich keinen Zweifel – alle Anschlüsse so zu verbinden, dass dieser Schaltkasten von der Batterie versorgt wird und weiterarbeitet. Irgendwie. Aber neben diesem eher technischen Konstrukt bestehen Körper und Gehirn aus Zellen, in denen Informationen gespeichert sind. Nach ihrer Transplantation widersprechen sich diese vielleicht.

Es gibt bisher keinen Hinweis darauf. Aber was Sie mit diesen widersprechenden Informationen meinen, könnten zum Beispiel Immunabwehrreaktionen sein. Doch die sind beherrschbar. Ich denke im Gegenteil, dass das Gehirn durch die neuen, jüngeren Organe besser durchblutet wird und daher mehr leisten kann.

Dennoch, ich hänge an meinem Körper und glaube, dass ich mein Leben opfern würde, um mich nicht von ihm zu trennen.

Große Worte. Das sagt jeder, solange er noch intakt ist.

Ich meine es wirklich: Mit dem Ende meines Körpers bin auch ich am Ende.

Aus meiner Sicht ist der Körper, wie ich schon sagte, leider nichts weiter als ein kleines Kraftwerk. Er besteht aus einer Hülle und dem Gerüst für die anderen Organe. Die Haut ist vergleichbar mit den Wellblechwänden, hinter denen sich die ganze Maschinerie verbirgt. Sie als Körpermensch sollten darüber nachdenken.

Also, ich lasse meinen Körper abschneiden und werfe ihn weg. Und dann sagen Sie: „Gut gemacht, Christian! Nur der Kopf ist wichtig."

••••••

**Identität**

Normalerweise stellen wir die Identität von Menschen anhand verschiedener Merkmale fest, aber im Wesentlichen durch ihre physische Erscheinung. Am Telefon können wir sie manchmal schon erkennen, wenn sie nichts weiter als „hallo" sagen. Die Polizei setzt ganz spezielle Techniken ein, wie zum Beispiel die Untersuchung von Fingerabdrücken. Normalerweise führen diese verschiedenen Wege, jemanden zu identifizieren, nicht zu unterschiedlichen Meinungen darüber, wer der Betreffende ist. Aber man kann sich leicht vorstellen, dass es auch Zweifelsfälle geben könnte. Nehmen wir zum Beispiel an, dass Browns Gehirn in Robinsons Körper transplantiert wurde. Ist die daraus entstandene Person Brown oder Robinson? Allgemein gesagt: Was ist wesentlich für die persönliche Identität?

GODFREY VESEY, *Personal Identity,* Cornell University Press

••••••

Ja, was soll der marode, störende Körper! Lassen Sie sich sagen: Meine Operation ist besser als Klonen. Das haben die Leute noch nicht begriffen. Bei einem Klon, ob nun von einem Physiknobelpreisträger, Literaten oder Metallarbeiter, wird das Gehirn ein unbeschriebenes Blatt sein. Denn das schreiben wir ja erst im Laufe des Lebens voll. Jeder Klon hat wie jeder Säugling zunächst ein leeres Gehirn. Deshalb ist es Unsinn, einen Einstein oder auch mich klonen zu wollen. Aber mit Ganzkörper-Transplantation enthält das Gehirn weiterhin das gesamte angesammelte Wissen. Es ist geladen. Bisher ist es den Biologen doch nur gelungen, quasi vergreiste Tiere zu klonen. Denn sie wurden mit den geklonten Zellen alter Tiere zum Leben gebracht, aber nicht mit deren Erfahrung im Gehirn. Also vergessen Sie das Klonen! Teilweise ist meine Operation nicht einmal so kompliziert wie ein Lebertransfer. Und das ist keine Sciencefiction. Sie kann schon heute mit Erfolg ausgeführt werden, nicht erst eines Tages. Es geht sogar noch weiter. Man wird nicht nur Ganzkörper-Transplantationen machen, sondern auch den Patienten künstliche Körper geben. Nicht einzelne Körperteile, sondern einen kompletten Leib: Vom Hals herunter ist alles mechanisch.

Das ist nun eine echte Horrorvision. Sie scherzen ...

Nein, nein. Meine Kinder und Enkelkinder werden es noch erleben: In der einen oder anderen Weise hält man dann Köpfe, nur Köpfe, durch angehängte Geräte am Leben. Das wird ein übliches und notwendiges Verfahren der Weltmedizin sein. Wir selbst hatten ähnliche Versuche ausgeführt, lange bevor wir mit Affen die Körpertransplantation demonstrierten.

Bleiben wir bei Ihrem Vorhaben. Die Transplantation eines Kopfes oder ganzen Körpers ist nicht nur quantitativ, sondern qualitativ etwas völlig anderes als die Übertragung eines einzelnen Organs wie der Leber. Es ist eine andere Dimension.

Aber sicher. Im Gehirn liegen das Gedächtnis, ebenso das Denken, die Gefühle sowie die Persönlichkeit und daher die Einmaligkeit eines Menschen. Es ist wundervoll, einen starken männlichen oder schönen weiblichen Körper zu haben.

Aber der dient nur dazu, die Gehirnfunktionen zu unterstützen und zu sichern.

Man kann ja auch sagen: Das Gehirn hat eigentlich nur die Aufgabe, die Funktion von Augen, Armen, Beinen, Füßen und anderen Organen zu unterstützen und zu koordinieren. Sie treten in Verbindung mit der Umwelt, sind die Schnittstellen. Nicht das Gehirn. Erst durch die Tätigkeit dieser Organe kann der Mensch leben. Das Gehirn steuert sie, aber es könnte mit einem geschwächten Körper kaum existieren. Ein normal gebauter Körper dagegen kann ohne großes Gehirn überleben. Er braucht nur den kleinen Hirnstamm. Zugegeben, das ist ein Vegetieren, doch es zeigt, dass Sie das Gehirn etwas überbewerten.

Das Gehirn, da haben Sie recht, braucht jedenfalls vom Körper die Gehirnnerven, um seinen Einfluss und seine kognitiven Fähigkeiten aufrechtzuerhalten.

Es kann nur über die Sensoren des Körpers, über die Sinnesorgane mit der Umwelt in Kontakt treten, sie erkennen, die Situation deuten und einschätzen und anschließend, in der Reaktion, den Körper steuern. Gehirn und Körper bedingen einander. Deshalb ist die Aussage falsch, das Gehirn sei wichtiger.

Man kann alle Organe des Körpers wegschneiden und transplantieren. Man kann die Niere oder das Herz in eine andere Person übertragen. Der Knackpunkt ist doch: Transplantieren wir in meiner anvisierten Operation den Kopf oder den Körper?

Das fragen Sie mich! Ich meine ja, dass die Transplantation von fünf Organen etwas grundsätzlich anderes ist, als Kopf und Körper von zwei Menschen zusammenzufügen.

Es ist mir unangenehm, es Ihnen deutlich machen zu müssen, aber die endgültige Analyse des Projekts zeigt: Wir transplantieren den Körper. Es ist eine totale Körpertransplantation.

Tut mir leid. Sie liegen da falsch. Es ist beides – sowohl Kopf- als auch Körpertransplantation. Durch die Transplantationstechnik haben wir begonnen, den Menschen in seine Bestandteile zu zerlegen und ihn wie ein Gerät zu betrachten: Da ist das Gehirn, die Steuereinheit, die alles Wissen speichert und Aktionen berechnet, und dort ist der Körper mit seinen Sensoren und einer Energieversorgungseinheit, sprich Herz, einer Verbrennungsanlage, sprich Magen, Darm, Niere, und einem Lüftungssystem, sprich Lunge. Aber dieses Modell ist schief. Gehirn und Körper sind kein Auto, das aus verschiedenen Teilen zusammengesetzt ist und ebenso wieder auseinander genommen werden kann.

Aber, betrachten Sie mal einen Steinzeitmenschen, der sich einen Stock an den Stumpf des verlorenen Beins bindet. Schon damals versuchte man, zerstörte Organe oder Glieder zu ersetzen. Wir haben jetzt nur eine etwas größere Masse: einen Körper, einen Powerpack, der Blut mit den richtigen Nährstoffen ins Gehirn pumpt. Bei meiner zunächst vorgesehenen Operation ist der Körper nur eine Art Behälter mit Organen. Und die versorgen das Gehirn, damit der Mensch weiterleben kann – ein Mensch, der schon vorher querschnittsgelähmt war.

Wenn wir weiter denken und annehmen, dass es möglich ist, das Rückenmark zu verbinden, dann fällt die Antwort anders aus, dann muss auch für Sie der Körper mehr als nur ein Organbehälter für die Gehirnversorgung sein.

Bis das gelingt, wird sicher noch ein Jahrzehnt verstreichen. Mr Reeve soll heute einen neuen Körper bekommen. Damit Ihnen klar wird, was ich meine, machen wir Folgendes: Da Mr Reeve seinen Leib und seine Glieder ohnehin nicht fühlen wird, kann man vor der großen Transplantation von dem Spenderkörper, den er erhalten soll, einen Arm abnehmen und den einem anderen Patienten annähen, etwa einem Motorradfahrer, der seinen gerade bei einem Unfall verloren hat. Nun möchte ich wissen, was es Mr Reeve ausmachen würde, dass jetzt dieser Typ seinen Arm hat, mit dem er selbst ohnehin nichts anfangen könnte ...

Habe ich richtig verstanden? Sie geben Mr Reeve den Körper eines Gehirntoten, trennen davon einen Arm ab und nähen ihn einem dritten Mann an ...?

Richtig. Richtig!

Nun, Mr Reeve hätte diesen Arm natürlich nicht fühlen und nicht bewegen, ja nicht einmal sehen können. Aber er liegt da jetzt mit einem Torso als Körper.

Er kann schon sehen, dass da ein Arm fehlt, fühlt aber an der Stelle nichts. Der Junge dagegen, der jetzt den Arm hat, der fühlt und braucht ihn.

Vielleicht ist es für Mr Reeve einfach aus ästhetischen Gründen nicht schön, ohne Arm da zu liegen. Er fühlt sich vielleicht unvollständig, selbst dann, wenn er den Arm überhaupt nicht benutzen kann. Auf der anderen Seite ist der Mann, der den Arm erhalten hat, froh darüber, dass er wieder alle Glieder hat und damit arbeiten kann. Aber ich bin sicher, dass sich mit diesem Arm einiges für ihn geändert hat.

Wenn Sie es wünschen, können wir diesen Arm auch am Körper lassen, der Mr Reeve am Leben hält. Der Punkt ist: Der Arm hat dort keine Funktion, denn er wird ihn nicht benutzen können. Der Körper von Mr Reeve wirkt nur wie eine Batterie. Das Rückenmark ist durchtrennt.

Das habe ich wohl verstanden. Wenn Sie den Körper nun schon als Grabbelkiste für Organe und Gliedmaßen sehen, warum wollen Sie damit nur einen Menschen retten?

Das ist ein wichtiger Punkt. Man könnte mit den Organen aus einem Spenderkörper eine Reihe von Menschen retten. Also, wenn man Mr Reeve einen neuen Körper gibt, dann bekommt ein anderer Patient, der ein Herz braucht, ein zweiter, der eine Leber braucht, ein dritter, der eine Niere braucht, das lebenswichtige Organ nicht. Man könnte vielleicht sechs Menschen retten, aber so hilft man nur dem einen Mr Reeve.

Und die Kosten Ihrer Operation sind sicher astronomisch.

So teuer ist die Operation nun auch nicht. Ich rechne mit 200000 Mark. Eine Herztransplantation kostet auch schon gut 100000 Mark. Allerdings muss man für das Initialtraining des OP-Teams und für einige vorbereitende Versuche noch ungefähr vier Millionen Mark rechnen. Das sind einmalige Kosten. Aber wie Sie wissen, in meinem und Ihrem Land guckt jeder auf Cent und Pfennig. Und diese Körperübertragung kann ja nur bei wenigen Menschen angewendet werden, anders als bei einer Herztransplantation.

Das ist die eine Sache. Aber ich denke auch an die Nachsorge. Nach der Operation wird Mr Reeve auch kein Springinsfeld sein. Er muss auf Dauer intensive Hilfe erhalten, ja sogar am Beatmungsgerät hängen. Und braucht mindestens zwei Pfleger, die ihn ständig versorgen.

Er braucht wie schon vor der Operation jeden Tag aufwendige Pflege und Medikamente. Das alles, Untersuchungen eingeschlossen, kostet sicherlich 400000 Mark im Jahr, etwa so viel wie die Nachsorge von Patienten mit einer Herztransplantation.

Da stellt sich natürlich die Frage, ob es moralisch vertretbar ist, das viele Geld auszugeben, mit dem man etlichen anderen Patienten helfen könnte.

Das muss man natürlich in Betracht ziehen. Und ich selbst halte es auch für schwer zu rechtfertigen, nur einen Menschen mit dem vielen Geld zu helfen, das man sonst für die Heilung von mehreren Patienten nutzen könnte.

Mr Reeve würde es vermutlich selbst zahlen ...

Wir gehen jetzt sehr weit. Ich möchte nicht in der Position des Arztes sein, der begründen muss, ob diese Operation auch finanziell sinnvoll ist. Mein Beitrag ist, dass ich hier ein Operationsverfahren entwickelt habe, das in der Humanmedizin bisher noch nicht eingesetzt wurde. Wir haben es mit Affen getan und können es deshalb auch an Menschen anwenden.

Das klingt plötzlich nach Rückzug, klingt kleinlaut. Schrecken Sie nun wegen der hohen Kosten zurück?

Ich hätte es sicher schon gemacht, wenn ich nicht befürchten müsste, damit auf breite Ablehnung oder großes Unverständnis der Öffentlichkeit zu stoßen, und wenn nicht die Zulassung in unserem Land so kompliziert wäre. Aber, da eine solche Operation möglich ist, bin ich sicher, dass sie bald ausgeführt wird. Ich möchte natürlich der Erste sein, denn ich habe ja schließlich die ganzen Techniken entwickelt.

Ja, mit Affen ... Deshalb meinen einige Mediziner, sogar Neurologen, ihre Affen-Experimente seien noch längst kein Beweis, dass es beim Menschen auch funktionieren wird.

Das zeigt nur, dass manche Leute sehr wenig Sachkenntnis haben. Beim Affen ist alles gleich wie bei Menschen – alle Knochen, alle im Hals verlaufenden Adern, nur eben viel kleiner. Rhesusaffen sind so groß wie Säuglinge und erfordern Mikrochirurgie. Beim Menschen wird die Operation sogar sehr viel einfacher sein.

Aber das Gehirn des Menschen, so diese Kritiker, ist viel komplexer als das des Affen. Deshalb könne man eine solche Operation nicht auf Menschen übertragen.

Wir rühren das Gehirn doch überhaupt nicht an. Es muss nur möglichst ohne Unterbrechung mit Blut versorgt werden, und das gilt sowohl für den Affen als auch den Menschen. Leider haben die meisten keine Vorstellung davon, was wir damals gemacht haben.

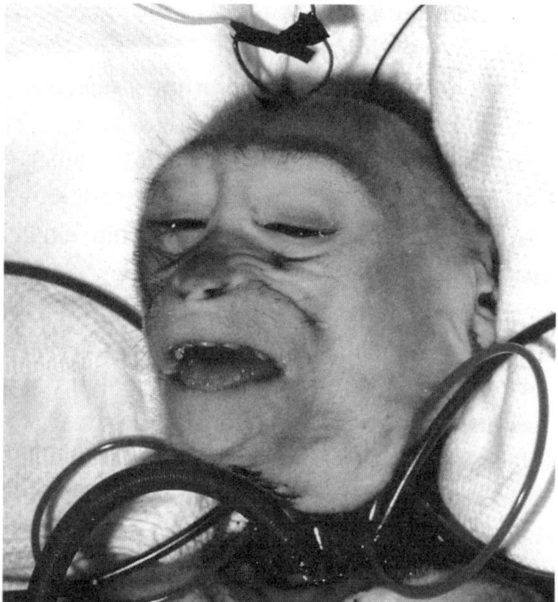

## Auf einem Stahltisch schuf er den neuen Affen

Im Sturmschritt prescht Professor White durch die Flure des Krankenhauses voran, bis wir in einen Trakt gelangen, der gerade umgebaut wird. Wir winden uns um Holz- und Gipsplatten, um Kabelrollen und Werkzeugtische. Das Aufrattern eines Bohrhammers übertönt jedes Wort. Schließlich stößt Professor White eine der vielen Türen auf, und wir gelangen in einen verwunschenen Raum: das Laboratorium, in dem er vor zwei Jahrzehnten seine bahnbrechenden Experimente ausgeführt hat. Armaturen, Instrumente, Metallstreben, Nirostakästen mit Hebeln und Stutzen glänzen im Neonlicht. Auf eingestaubten Protokollbüchern, etwas schief, ist die kleine Herz-Lungen-Maschine abgestellt, mit der Robert White damals die Versuchsaffen am Leben gehalten hat. Wie vergessen steht in der Mitte des Raums eine winzige Stahlplatte auf höhenverstellbaren Beinen – der Operationstisch. Darauf hat Professor White Primaten der Spezies *Macaca mulatta* erst um den Kopf gebracht und den anschließend auf den Körper eines anderen Rhesusaffen verpflanzt. Durch den Zugwind vibriert der aus Drähten zusammengefügte Korb, in dem der Schädel des Affen gelegen hat und mit Schrauben in Position gehalten wurde.

**Jungblut:** Ihr Laboratorium hat für mich nichts gemein mit einem OP-Saal. Es wirkt eher wie ...

**White:** ... ja, ja, wie Frankensteins Labor.

**Jungblut:** Eher wie ein Physiklabor. Überall Nirostakästen mit Hebeln und Stutzen. Aber da diese kleine Stahlplatte und der im Zugwind schaukelnde Drahtkorb. Etwas unheimlich. Es ist so, als würde das Metall hinter seiner glatten Oberfläche etwas verbergen. Jedenfalls entfacht dieser Raum die Phantasie.

**White:** So ein stillgelegtes Laboratorium hat immer eine geisterhafte Ausstrahlung. Wir haben die meisten Versuche ja vor 20 Jahren gemacht. Mein wirkliches Problem damals war: Wie kann ich den Kopf des einen Tieres abnehmen und ihn auf den Halsstumpf eines anderen setzen? Wie zum Himmel bin ich fähig, zwei Tiere am Leben zu halten, während ich deren Köpfe erst abschneide und dann austausche? Ich habe Tier A und Tier B. Das Problem war, den Kopf von A auf den Hals von B zu setzen. Nun, wie sollte das funktionieren, sodass Kopf und Körper weiterlebten? Sie können mal darüber nachdenken.

**Jungblut:** Man muss Köpfe und Körper so verbinden ...

**White:** Ich habe tagelang zu Hause darüber gegrübelt. Es war wie ein architektonisches Problem. Ich hatte ja nur begrenzte Zeit, den Kopf zu wechseln. Wenn beim Affen wie auch beim Menschen die Durchblutung des Gehirns länger als fünf Minuten unterbrochen ist, dann stirbt es ab. Ich wollte etwas

völlig Neues kreieren, ein Experiment, bei dem die Gehirne nie ohne Blut blieben. Der Schlüssel ist also, die Zirkulation durchs Gehirn aufrechtzuerhalten.
Unser Operationsprotokoll sah vor, dass wir erst am Hals das Gewebe durchschnitten, also Haut, Sehnen, Muskeln sowie Speise- und Luftröhre. Wenn wir dann die Wirbelsäule mit dem Rückenmark durchtrennten, würde der Blutdruck stark absinken, da er ja nicht mehr vom Gehirn kontrolliert werden konnte. Anschließend musste der Körper künstlich beatmet und der Blutdruck reguliert werden. Er war jetzt nur noch durch die Blutgefäße mit dem Kopf verbunden. Aber wie konnte ich die jeweils drei Arterien und drei Venen der beiden Affen miteinander koppeln? Ich saß in der Universitätsbibliothek und dachte darüber nach.

**Jungblut:** Man nehme ein paar Meter Schlauch und ein paar kleine Kunststoff-T-Flansche mit Dreiwegehähnen ...

**White:** Richtig, richtig! Ich hätte sie damals gebraucht. Anfangs stöpselten wir ganz simpel kleine Plastikröhrchen in die durchtrennten Adern. Zwischen ihnen verliefen dann längere Schläuche, damit wir Köpfe und Körper der Tiere bewegen konnten.

Sie jonglierten mit den Köpfen und den Körpern.

Oh, ja! Wir kamen tatsächlich ins Schwitzen. Rhesusaffen sind sehr klein. Um ihre winzigen Blutgefäße zusammenzunähen, benötigten wir schon zwei, drei Stunden. Aber dann – Sie können sich unsere Freude und unsere Aufregung nicht vorstellen, als nach acht oder neun Versuchen der Kopf von Affe A ohne Zwischenfälle mit dem neuen Körper verbunden war. Wir hatten an dem Tag sicher zehn Stunden operiert. Da wachte dieser Affe mit dem angenähten Körper auf und rollte mit den Augen. Wie vom Donner gerührt betrachtete ich gleichzeitig ihn und auf dem Monitor die Gehirnwellen. Dann lachten wir und schrien herum und waren wie verrückt. Obwohl uns die lange Operation völlig ausgepumpt hatte, war unser ganzes Team wir überdreht wie noch nie zuvor. Wie im Rausch waren wir.

Ich kann Ihre Euphorie mitfühlen. Dennoch erscheint mir das alles monströs.

Monströs ...? Der Affe fühlte sich wohl! Als mir bewusst wurde, dass vor uns eine Kreatur lag, die nie zuvor auf solche Weise ihr Leben erhalten hatte, war das ein dramatischer Moment, wie ein Blitzschlag. Der Affe erwachte aus der Narkose, sah zu mir und schnitt ein paar Grimassen mit dem Maul, wie es Affen so machen. Ich ging ein wenig nach links, und seine Augen folgten mir. Das war ein unglaubliches Hochschäumen von Gefühlen und Freude, weil so viel harte Arbeit im Gelingen des Versuchs steckte. Schließlich hatte ich ein neues Tier entdeckt.

Nicht entdeckt. Sie hatten es geschaffen.

Ja, richtig. Ich hatte es kreiert. Es gab dafür kein anderes Beispiel in der Biologie. Nicht einmal Gott hatte dieses Tier geschaffen. Und da lag es vor uns. Ich glaube, wir alle tanzten herum. Einem der Assistenten hätte das Tier beinahe den Finger abgebissen! Er hielt den Finger hin und plötzlich schnappte der Affe danach. Wir konnten ihn sogar füttern. Es war ein perfekter, normal reagierender Affenkopf. Er hatte alle Merkmale eines Affen. Und er war böse. Er streckte die Zunge nach mir aus und beschämte mich irgendwie.

Vielleicht wollte er damit seine Empörung über die Operation zeigen. Wir lange blieb diese Kreatur letzlich am Leben?

Ein paar Stunden. Unser Ziel war nicht, es für Monate oder Jahre am Leben zu halten. Wir hatten damals noch nicht daran gedacht, dass man auch die Köpfe von Menschen transplantieren könnte. Wir hatten diese Operation nur ausgeführt, um die Frage zu beantworten, ob ein Gehirn einwandfrei weiterarbeitet, wenn es mitsamt Kopf transplantiert worden ist. Viele Kollegen hatten das bezweifelt. Dies war eine extrem komplexe operative Prozedur, an die sonst niemand gedacht hatte. Die Hauptfragen waren: Konnte das Tier sehen und hören? Konnte es fühlen? Der Versuch sollte beweisen, dass es das alles konnte.

Und es konnte fühlen ...

Man musste dem Tier nur in die Wangen zwicken.

Und ...?

Es verzog sein Gesicht und fühlte sich nicht wohl.

Aber hatte es nach solcher großen Operation keine Schmerzen?

Wir hatten es lokal betäubt, damit es nicht leidet. Dieses neue Tier wurde sehr sorgfältig von mir und meinen assistierenden Kollegen untersucht. Und wir waren uns einig, dass es vollkommen wach und bei Bewusstsein war und seine Umwelt erkennen konnte. Wenn man einen Finger vor seinem Gesicht hin- und herbewegte, konnte das Tier mit den Augen folgen. Es konnte hören. Es konnte durch ein Straffen und Lösen der Kopfmuskeln etwas seinen Kopf bewegen und den Gesichtsausdruck wechseln. Dieser Affe konnte sogar schmecken. Wir gaben ihm Zuckerlösung, die er sehr gern mochte, und eine Banane, die er kaute und schluckte. Wenn man den Finger in den Mund dieses Tieres gesteckt hätte, wäre der sicherlich weg gewesen. Also das Gehirn funktionierte normal. Wir steckten ihm einen Stock in den Mund. Darauf biss er herum, schluckte sogar ein paar Schnipsel herunter. Alle unsere neurologischen Untersuchungen zeigten, dass dieser Affe sich wie ein normaler Primat verhielt.

Aber der Körper war gelähmt, weil Sie ja das Rückenmark nicht verbinden konnten. Wie atmete das Tier?

Wie der gestürzte Supermann Mr Reeve. Es war an ein Beatmungsgerät angeschlossen. Sein Herz arbeitete gut.

Ich denke gerade an den Hirnstamm, der mit dem Rückenmark verbunden ist und sich hinauf in die höheren Gehirnregionen zieht und Körperfunktionen wie den Blutdruck und das Atmen steuert. Hätten Sie den Schnitt am Hals des Spenderleibes nicht am oberen Ende des Rückenmarks ausgeführt, sondern darüber und den Hirnstamm dabei am Körper gelassen, dann hätte Ihre zusammengesetzte Kreatur von selbst atmen können.

Richtig, richtig. Das machten wir bei späteren Versuchen ein paar Male. Das Tier hatte dann zwei Hirnstämme – einen am Kopf und einen, der immer noch mit dem Rückenmark am Körper verbunden war. Der hielt dann den Blutdruck des Tieres aufrecht. Aber bei unserer Standardoperation blieb der Hirnstamm am Kopf vom Affen A. Der transplantierte Spenderkörper von B hatte keinen, sondern nur den Ansatz des Rückenmarks. Und ebenso würde ich wegen der Rechtslage auch die Operation mit Menschen ausführen.

Ach, weil der Körperspender gehirntot sein muss. Kein Bereich seines Gehirns darf Aktivität zeigen, auch nicht der Hirnstamm. Deshalb werden Sie keinen funktionierenden Hirnstamm an dem Spenderkörper haben.

Sicher. Wenn der Hirnstamm nicht mehr lebt, macht es keinen Sinn, ihn zu transplantieren. Aber Menschen hatte ich zuerst überhaupt nicht im Blick. Erst während dieser Versuche sagte ich mir: „Wenn du in der Lage bist, das mit Affen zu tun, dann kannst du es auch mit Menschen!"

**Menschenkopf-Transplantation**

Im Moment würde die Operation der Bewahrung der Funktion des Gehirns dienen, idealerweise bei Personen, die bereits eine hohe Querschnittlähmung haben. Der Körper könnte von einer gesunden Person stammen, die nach den klassischen Kriterien hirntot ist.

Im Folgenden werden die Grundzüge der Operation mit Betonung der Unterschiede zum operativen Vorgehen bei nichtmenschlichen Primaten skizziert.

1. Beim Menschen müssen die zwei Vertebralarterien dargestellt werden, sodass die Plastik-Loop-Kanülen zur passenden Zeit, so wie bei den anderen Gefäßen, platziert werden können. Zum Zeitpunkt des Gefäßtransfers müssen die Vertebralarterien von Kopf „A" mit denen von Körper „B" verbunden und schließlich reanastomosiert werden.
2. Der entscheidende Unterschied zwischen dem humanen Protokoll und dem Protokoll bei nichtmenschlichen Primaten liegt voraussichtlich in der Bestimmung des richtigen Zeitpunktes für den Gefäßtransfer, wenn die Blutgefäße von Kopf „A" mit den Arterien und Venen von Körper „B" bzw. die Katheter verbunden werden müssen.
3. Dieses lebenswichtige Kreislauf-Manöver kann unter Umständen nur unter Einsatz extrakorporaler Techniken sicher durchgeführt werden, entweder um den Blutfluss für Kopf „A" zu gewährleisten oder für Körper „B" oder für beide. Mit höherer Wahrscheinlichkeit wird das extrakorporale Equipment zur Unterkühlung des Gehirns eingesetzt werden müssen, sodass der Blutfluss für den Gefäßtransfer und zur Gefäßreanastomose, möglicherweise bis zu einer Stunde Dauer, unterbrochen werden kann.
4. Nach Gefäßreanastomose und Fixierung der Wirbelsäule werden die Kontinuität der Gewebe wiederhergestellt und die Wundflächen wie bei den Affen versorgt. Der Patient Kopf-„A"-Körper-„B" wird schließlich auf eine spezielle neurochirurgische Intensivstation verlegt, die ausschließlich zur Pflege dieser einzigartigen Person eingerichtet ist.

ROBERT WHITE, *Operative Procedure for Human Brain Transplantation*

••••••

Aber die Affen lebten doch nur kurze Zeit ...

Na ja, wir perfektionierten die Operation noch und untersuchten die Möglichkeit, die Tiere für einige Tage am Leben zu lassen. Doch es war sehr schwierig, sie so zu halten, dass sie sich auch wohl fühlten. Man brauchte dafür ein großes Team von Ärzten, Schwestern und Technikern. Es mussten eigentlich immer zwei Leute bei dem Tier sein. Das war wie in einer Frühchen-Station, wie bei einem neugeborenen Baby, das kränkelt. Auch wenn das seltsam klingt: Es machte Spaß, den Affen zu sehen und ihn ein wenig zu necken. Aber man musste ihn mit Nahrung versorgen, ihn säubern und ständig beobachten. Das war ein enormer Einsatz von Arbeitskraft. Wir wollten mit dem Versuch ja nicht die Frage beantworten, wie lange so ein Tier am Leben gehalten werden kann.

Gab es keine Immunabwehr-Reaktionen bei dem Tier? Herz, Leber, Nieren, bei deren Transplantation in der Vergangenheit große Abstoßungsprobleme auftraten, sind im Vergleich zum Kopf und erst recht zum Körper winzig. Ich vermute, dass zwischen den Immunkriegern von Kopf und Körper ein Gigantenkampf entbrennt. Wenn ich einfach nach der Masse gehe, stelle ich mir vor, dass die Immunabwehr des Körpers versucht, den Kopf abzustoßen und nicht umgekehrt.

Da liegen Sie gar nicht so falsch. Wir hatten die Tiere nicht mit Immunsuppressiva behandelt, die sonst gegeben werden, um die Abstoßung von fremden, neuen Organen zu verhindern. Unser Ziel war ja nicht, sie am Leben zu halten. Einige Tiere entwickelten daher bald Schwellungen im Gesichtsbereich durch die Immunabwehr und hatten Blutungen. Das war eine frühe Abstoßungserscheinung des Kopfgewebes. Von da an fühlten sich die Affen nicht mehr wohl. Wir gaben ihnen eine Überdosis Anästhetikum und schläferten sie ein.

Bei einer Ganzkörper-Transplantation von Menschen werden Sie also Probleme mit der Immunabwehr haben ...

Sicher. Aber nur beim Gewebe des Gesichts – Mund, Nase, Augen, Haut. Ich bin jedoch sicher, dass man das mit Immunsuppressiva lösen kann. Man hat es auch bei der Transplantation von Organen geschafft. Für das Gehirn selbst wird es keine Abstoßungsgefahr geben. Dieses Organ hat ein immunologisches Privileg, und das war eine der großen Entdeckungen bei unseren Experimenten. Wir haben damit den Beweis erbracht, dass eine Blut-Hirn-Schranke wirklich existiert. Das Gehirn schützt sich selbst. Es wird überleben, auch wenn das Kopfgewebe abgestoßen werden sollte. Das zeigten alle unsere histologischen Untersuchungen. Kein anderes Organ im Körper hat diesen Schutzwall.

Die Blutgefäße reichen bis ins Gehirn ... Wie kann man sich das Funktionieren dieser Schranke vorstellen?

Adern sind Röhren, die aus verschiedenen Gewebelagen bestehen. Und diese vielschichtige Wand bildet die Barriere zum Gehirn, die Blut-Hirn-Schranke. Sie hält bestimmte chemische Verbindungen zurück und ermöglicht wiederum anderen hindurchzukommen – wie ein Filter. Die Wand der ins Gehirn führenden Ader lässt nur bestimmte Substanzen des Bluts durch.

Es bleibt dennoch das Problem mit der Immunreaktion des Kopfgewebes. Dann steckt das Gehirn in einem sich auflösenden Schädel ...

Wir werden auf die Erfahrungen der Organtransplantationen zurückgreifen. Also kein großes Problem.

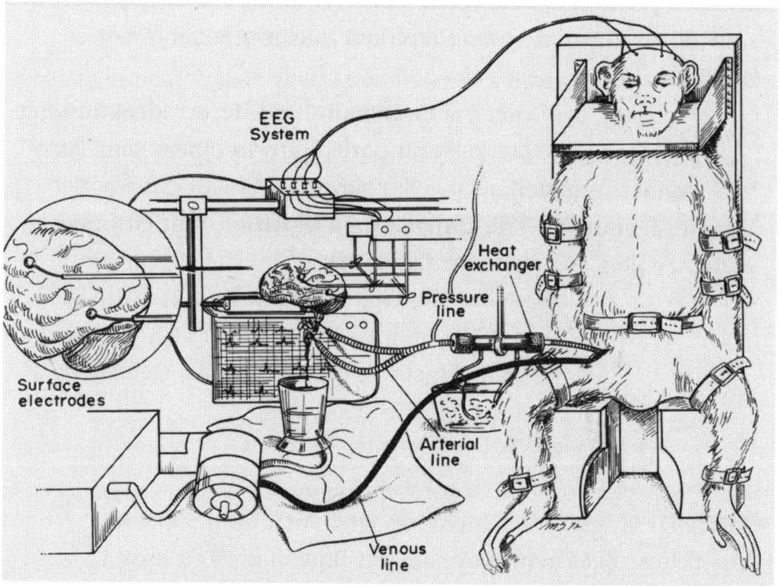
EEG
System
Heat
exchanger
Pressure
line
Surface
electrodes
Arterial
line
Venous
line

## Eisgekühlte Köpfe leben länger

Auf dem Rückweg in sein Büro nimmt Professor White einen kleinen Abstecher und führt mich in die Medical School zu einem Regal mit einer Reihe von großen Formalin-Gläsern, in denen Gehirne schwimmen – defekte, tumorzerfressene, tennisballgroße, welche mit wuchernden Lappen und auch völlig normale. „Das ist das wunderbarste Organ auf Gottes Erde", sagt er, „zwischen den Ohren hat man einen Ozean, von dem man bis jetzt nur ein paar Küstenstreifen kennt." Er tippt gegen eines der Gläser, als wolle er sich versichern, dass die grauen Gebilde dort drinnen kein Trugbild sind.

**White:** Wir können die Operation jetzt ausführen. Und wir können uns sogar beim Koppeln der Blutgefäße Zeit lassen, indem wir das Gehirn kühlen. Meine Experimente mit Affen belegen das.

**Jungblut:** Sie meinen, Sie haben den ganzen Affen gekühlt ...

**White:** Nein! Wir durchtrennen die zuführende Arterie und die abführende Vene am Hals und schalten eine kleine Kältemaschine dazwischen. Das warme, vom Herzen kommende

Blut wird dort gekühlt, durchfließt dann das Gehirn und wird auf der anderen Seite, bevor es das Herz erreicht, wieder erwärmt. Das ist eine Technik, die wir entwickelt haben.

**Jungblut:** Man könnte sich vorstellen, dass durch eine solche Kühlung molekulare Veränderungen im Gehirn entstehen, die nicht revidierbar sind.

**White:** Das haben wir in vielen Versuchen genau erforscht. Wenn wir das Gehirn auf 15 Grad Celsius herunterkühlen und dann die Blutzufuhr für 60 Minuten unterbrechen, ist das Gehirn hinterher intakt und der Mensch oder das Tier lebt normal. Unsere Kühlexperimente mit Tieren sollten beweisen, dass der Temperaturwechsel weder die Kreativität noch das Gedächtnis oder die Gefühlswelt beeinträchtigt.

**Jungblut:** Sie können sicher Menschen- und Tiergehirne auf die gleiche Weise kühlen, aber kaum vergleichbare Denktests machen.

**White:** Moment, Moment! Ich ließ Affen von einem Psychologen intensiv trainieren. Er machte sie hochintelligent. Ein halbes bis zu einem Jahr wurden sie ausgebildet und mussten anschließend kognitive Tests bestehen. Wenn sie beispielsweise einen roten Knopf drückten, bekamen sie Nüsse, und wenn sie einen grünen drückten, gab es nichts. Bei jedem dieser Affen waren durch das Training Millionen von Nervenverbindungen und spezielle Synapsen entstanden, die wie winzige Schalter wirken. Und jedesmal verliefen unsere Experimente sehr eindrucksvoll. Die Millionen von Synapsen agierten zusammen wie Schauspieler in einem Stück von Shakespeare, sagen wir „Sommernachtstraum". Wir kühlten das Gehirn – und plötzlich erstarrten die Schauspieler; das Stück wurde für eine halbe bis eine Stunde unterbrochen. Das Publikum, also wir Forscher, wartete. Und dann, wenn wir das Gehirn wieder erwärmten und mit dem Finger schnippten, ging das Spiel genau da weiter, wo es aufgehört hatte, und Millionen von Synapsen traten wieder in Aktion. Niemand hat eine Erklärung, wie dieser absolut perfekte Anschluss zustande kommt.

**Michelle war tot**

Als die Ärzte die Gefäßwandverdickung Aneurysma im Hirn von Michelle Petersen diagnostizierten, entschlossen sie sich, einen Spezialisten hinzuzuziehen, und flogen das 15jährige Mädchen 60 Kilometer ins George Washington Universitätshospital zu Dr. Laligam Sekhar.
Der Arzt entschied sich, das zitronengroße Gewächs mit einer weltweit einmaligen Operation zu entfernen. Er beschloss, Michelle lebendig einzufrieren, ihren Körper auf vier Grad abkühlen zu lassen.
Der 22-stündige Eingriff erfolgte in vier Schritten. Sie öffneten Michelles Schädel hinter ihrem rechten Ohr, bohrten einen Zugang zu dem Gerinnsel durch den Knochen der Schädeldecke. Als Dr. Sekhar durch die Haut des Gehirns drang, versperrte das Aneurysma den Zugang zu der Blutbahn. Sekhar: „Es war wie ein Berg vor einem Baum."
Dann wurde Michelle an eine Herzpumpe angeschlossen, ihr Blut abgekühlt, bevor es wieder in den Körper gelangte. Schließlich stoppte der Herzschlag. Sekhar: „Wie bei einem Herzinfarkt!" Nachdem der Körper auf 15 Grad heruntergekühlt worden war, stellten die Ärzte die Maschine ab. Das Blut in Michelles Körper stand still, kein Herzschlag, kein Puls. Michelle war tot.
Dr. Sekhar wusste, dass er eine Stunde lang an ihrem supergekühlten Gehirn operieren konnte. So lange würde Michelle ohne Blut- und Sauerstoffzufuhr überleben können. Der Experte konnte vorerst nur die Hälfte des Blutklumpens entfernen. Dann benutzte er ein zuvor herausoperiertes 20 Zentimeter langes Stück Beinvene als Bypass, verband sie mit der Halsschlagader des Nackens und einem Teil der Schädelbasis-Arterie, die hinter dem Klumpen saß. 55 Minuten später schaltete er die Herzpumpe wieder ein, das Hirn wurde durchblutet. Für Sekhar der spannendste Moment – die „Umleitung" hielt. Mit einer

Klammer schloss er den zweiten Teil der Arterie, der Klumpen schrumpfte, da er nicht mehr mit Blut versorgt wurde. Dann das Wunder: Als das Blut der Halsschlagader, die normalerweise nur den vorderen Teil des Hirns versorgt, dann in den hinteren Teil floss und die Körpertemperatur wieder stieg, begann auch das Herz zu schlagen.
KATJA BANIK, Hamburger Abendblatt

••••••

**Jungblut:** Ich frage mich die ganze Zeit, was Sie eigentlich zu solchen Experimenten trieb.

Mit Kühlversuchen hatte ich schon als junger Mediziner in der Majo Clinic in Rochester, Minnesota, meine Forschertätigkeit begonnen. Die Experimente dienten dazu, Operationstechniken zu entwickeln. Damals starben sehr viele, auch junge Menschen an Aneurysmen im Gehirn – einer Erweiterung von Blutgefäßen, die irgendwann platzen. Um für einen rettenden Eingriff die Operationszeiten zu verlängern, kam man auf die Idee, den ganzen Körper des Patienten zu kühlen. Durch Versuche mit Rhesusaffen sowie mit Hunden entwickelte ich ein Verfahren, bei dem nur das Gehirn an eine Kältepumpe angeschlossen wurde. Der Temperaturabfall setzt den Stoffwechsel im Gehirn herunter, also den Bedarf an Glukose und Sauerstoff und somit den von frischem Blut. Dadurch kann man während der Operation den Kreislauf weit länger als nur die vier, fünf Minuten unterbrechen, die ein normal temperiertes Gehirn gerade noch unbeschadet übersteht.

Ah, ich erinnere mich an die spektakuläre Operation eines Mädchens aus Virginia, das, wie Zeitungen vor ein, zwei Jahren meldeten, „sterben musste, um zu leben". Der Arzt versetzte das Mädchen in eine Art künstlichen Tod, indem er sein Gehirn herunterkühlte und dann die Blutzufuhr weit länger als die sonst möglichen vier, fünf Minuten unterbrach.

In der fast einen Tag dauernden Operation konnte er das Mädchen retten.

Sehen Sie: Diese Technik geht auf meine Forschungen zurück, falls dort wirklich nur das Gehirn und nicht der ganze Körper gekühlt wurde. Doch Sie bezweifeln den Sinn meiner Experimente. Bei einigen Versuchen hatten wir das Tiergehirn auf 40 Grad minus gebracht, es dabei mit einer Art künstlichem Blut versorgt und nur noch sehr wenig Stoffwechsel festgestellt. Unter diesen Umständen kann man ein Gehirn monatelang, vielleicht jahrelang lagern. Im Vergleich zu anderen Organen ist es aus völlig anderer Substanz geformt und hat eine spezielle Konsistenz. Es ist halbfest, fast weich und schwimmt in Salzwasser. Nimmt man das Gehirn bei einer Autopsie heraus und legt es auf einen Tisch, dann fällt es in sich zusammen und verflüssigt sich wie ein Pudding. Es wird zu Matsch.

Gehirnpudding.

Ausgezeichnet, Sie sind der Erste, der es Gehirnpudding nennt.

Danke, danke. Vielleicht werde ich dadurch eine Fußnote in einem wissenschaftlichen Werk und gelange so zum ewigen Leben.

Viele Forscher möchten gern eine Fußnote sein.

Ich versuche herauszufinden, was das Gehirn so speziell macht.

Keiner weiß es. Man kann nur annehmen, dass für die Funktionsweise des Gehirns eine solche Struktur notwendig ist. Aber das ist wie mit der Henne und dem Ei.

Es hat sich in einem ständigen Evolutionsprozess immer weiter entwickelt. Wie ein Haus mit vielen Anbauten vermutlich, den Erfordernissen entsprechend. Aber das Gewebe ...

... ja, das Gewebe ist wie beim Krokodil oder einer Maus aufgebaut. Nur die Form ist anders. Aber auch deren Gehirn, wenn man es herausnimmt, verfällt nach einer Weile zu Mus.

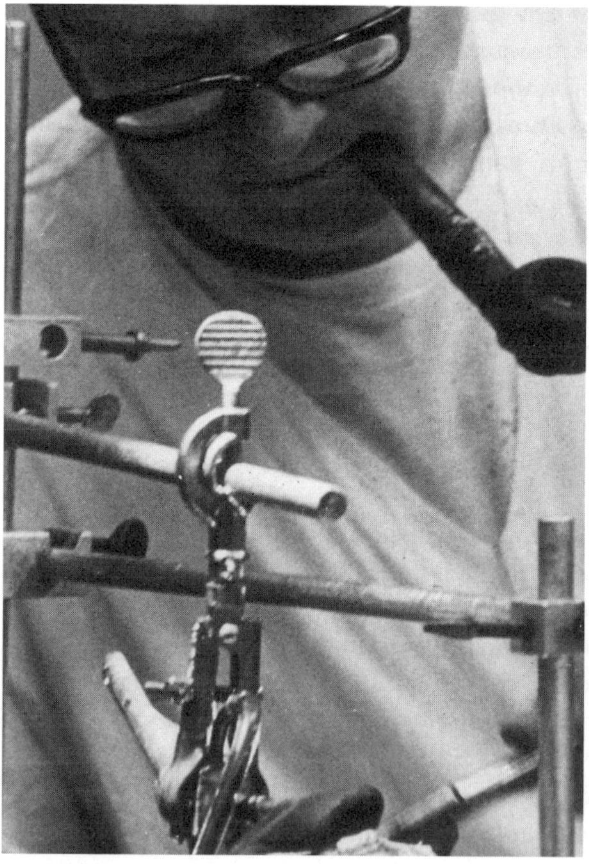

## Tote mit schlagendem Herzen

In einem der Lastenfahrstühle der Klinik stellen wir uns neben einen Wagen, auf dem ein zugedeckter Toter liegt. Professor White blinzelt dem Pfleger zu, einem beleibten Afroamerikaner. „Oh, Dr. White", ruft der, „das ist schon der Dritte an diesem Morgen. Die laufen uns heute alle weg, wollen nicht auf der Erde bleiben." Robert White lächelt ihm zu: „Aber Fred, hier unten müssen sie arbeiten und da oben brauchen sie nur mit den Engeln zu singen." Robert White summt eine Melodie, die nach Jingle Bells klingt.

**Jungblut:** Ihre geplante Operation und auch andere Transplantationen sind ja nur möglich, weil man sich von der guten alten Definition des Todes getrennt und stattdessen den Begriff des Gehirntods eingesetzt hat. Und ich habe Zweifel, ob das richtig ist.

**White:** Wenn das Gehirn nicht mehr arbeitet – dann good bye.

**Jungblut:** Aber der Körper kann noch leben.

**White:** Ja, sicher. Das Herz arbeitet oft noch. Ich habe Hunderte von Menschen gesehen, deren Herz kräftig schlug, deren Darm Essen verdaute und deren Nieren Urin abschieden. Und ich erklärte sie für tot. Dann öffneten wir den Körper, nahmen die Organe heraus und retteten damit viele Menschen. Ich fand das gerechtfertigt, weil nur das Gehirn einen Menschen ausmacht. Nicht seine Leber oder seine Niere. Sein Gehirn ist es. Und wenn es sich nicht mehr regt, also tot ist – da stimmen Wissenschaft und die Lehrmeinungen vieler Religionen überein –, dann ist dieser Mensch als Person tot. Die Gesellschaft hat dieses Konzept doch längst akzeptiert.

**Jungblut:** Ich zweifle sehr, ob die Gesellschaft das so akzeptiert, wie Sie es behaupten. Ich glaube eher, dass die Gesellschaft dieser Definition misstraut und sie ihr nicht geheuer ist.

**White:** Das ist aber nicht sehr nett! Ich habe diese Definition des Gehirntods mit entworfen.

**Jungblut:** Wie bitte? Sie waren einer ihrer Väter?

**White:** Vater des Gehirntods möchte ich nun nicht gerade sein. Aber ich habe die Definition mit ausgearbeitet und für den Vatikan ein Buch darüber verfasst. Diese Definition entspricht meiner Überzeugung, und sie wurde von der doch manchmal recht konservativen Kirche und vom Papst als wissenschaftliche Wahrheit akzeptiert: Wenn dein Gehirn tot ist, bist du als Mensch, als Person tot, auch wenn dein Herz noch schlägt.

Und diesem Satz hat der Papst so zugestimmt?

Ich erinnere mich, wie ich das erste Mal mit Paul VI. darüber gesprochen habe. Jesuiten hatten Bedenken über die Todesdefinition geäußert. Um die Zweifel auszuräumen, reiste ich nach Rom und hielt vor den Jesuiten zum Thema eine Reihe von Vorträgen. Irgendwann ließ auch der Heilige Vater Paul VI., der von meinen Forschungen wusste, sich von mir über die Angelegenheit informieren und vertrat schließlich die

Meinung, dass der Gehirntod in gewisser Weise eine physiologische und biologische Definition sei. Die Diagnose liege nun in der vollen Verantwortung der Ärzte. Sie müssten sicherstellen, dass das Gehirn auch wirklich tot sei und nicht wiederbelebt werden könne. Ihn interessierte, ob es ausreichende Geräte für solche Diagnosen gebe. Vorher hatten auch Priester den Tod festgestellt und die Letzte Ölung vorgenommen. Und jetzt, durch diese medizinische Definition, lag für die katholische Kirche die Feststellung in der Verantwortung der Ärzte.

Er meinte, der Mensch sei nicht mehr existent, selbst wenn das Herz noch schlägt ...?

Nein, nein, er hat das weder weiter kommentiert noch sich für das eine oder andere festgelegt. Er sagte nur: Wenn man jemanden für gehirntot erklärt, muss man sicher sein, dass diese Person niemals wieder aufwachen kann. Unter diesen Umständen, so meinte er, fiele die Todeserklärung in die Verantwortung der medizinischen Experten. Nochmal, das war eine medizinisch-wissenschaftliche, aber keine theologische Definition.

Wie definieren jetzt katholische Theologen den Tod?

Das hat er nie gesagt. Doch mein Eindruck ist, dass die Päpste inzwischen unsere Definition akzeptiert haben. Sie scheinen damit zufrieden zu sein.

Diese Definition hat sicherlich auch bestehenden Meinungen entsprochen. Auf der anderen Seite stellt man danach nicht fest: „Er ist tot", sondern: „Er ist gehirntot". Nur das Gehirn lebt nicht mehr. Das ist eine Einschränkung im Vergleich zur Aussage „tot" und bedeutet, dass außer dem Gehirn andere Körperbereiche sehr wohl leben können.

Ich finde, Sie sollten nicht das Kind mit dem Bade ausschütten. Wenn Sie die Gesellschaft und die medizinische Wissenschaft überzeugen, dass der Gehirntod nicht mit dem Tod eines Menschen identisch ist, dann darf man keine Transplantationen mehr vornehmen, weil nur lebende Organe verwendet werden können.

Sehr richtig, und deshalb bohre ich. Die neue Definition wurde ja nach den ersten Transplantationen geschaffen. Es war einfach eine nachgeschobene, praktische Erklärung, mit der sich die Chirurgen ihre Organabschneiderei selbst erlaubten. Das ist doch etwas suspekt.

So wie ich mich erinnere, wurde schon vor Christiaan Barnards erster Herzoperation Ende 1967 darüber diskutiert. Ich habe dann das Problem untersucht, ein Buch darüber zusammengestellt und in der Pontifikalakademie Vorträge gehalten. Es lag damals in der Luft.

Aber die Begründung des Gehirntodkonzepts entstand ganz hektisch erst nach Barnards Operation in der Harvard-Universität. Es ist eine Bequemlichkeits-Definition. Sie war wohlfeil und angenehm, um Transplantationen vornehmen zu können, die sich ja heute zu einem Milliardengeschäft entwickelt haben.

Dem muss ich widersprechen. Sie sehen das vielleicht so. Aber wenn Ihr Gehirn total versagt und es nicht wiederhergestellt werden kann, dann sind Sie tot. Und nicht nur das. Ich glaube auch, dass die Seele das Gehirn und nicht den Körper verlässt. Das Gehirn ist der physische Aufenthaltsort der menschlichen Seele.

Lassen Sie uns jetzt nicht die Seele ins Spiel bringen. Das macht alles noch komplizierter. Wesentlich ist doch wohl das Herz, das auch das Gehirn mit Blut versorgt. Dieses sehr wichtige Organ schlägt weiterhin. Der Körper ist noch nicht kalt, sondern warm. Wer sein Ohr an die Brust dieses armen Menschen legt, wird feststellen, dass er noch lebt.

Ja, ja, das Herz hält all die anderen Organe am Leben.

Da ist jetzt der Widerspruch. Wenn der Atem aussetzt und das Herz aufhört zu schlagen und das Gehirn nicht mehr durchblutet, wenn sich also nichts mehr regt, sagte man früher: Der Mensch ist tot. Jetzt, nach der neuen Definition, spricht man eben nur von Gehirntod.

In Ordnung! Wir sitzen hier und irgendjemand ist da oben im Nachbarhaus nach Ihrer Definition gestorben: Sein Herz hat aufgehört zu schlagen. Aber wenn wir jetzt beispielsweise ein Stück seiner Niere betrachten, werden wir sehen, dass das Gewebe weiterwächst. Wie kommen Sie also dazu, ihn als tot zu bezeichnen, wenn Gewebe noch am Leben ist?

Die Funktion aller Organe ist total zusammengebrochen, nicht die eines einzelnen wie des Gehirns, während andere noch weiterarbeiten.

Ah, ich sehe, Sie beginnen jetzt Unterklassifizierungen zu schaffen ...

**Mittel und Funktion**

Nicht die Beine gehen, sondern der Gehende geht mit ihnen; nicht die Augen sehen, sondern der Sehende sieht mit ihnen; und das „um zu" zeigt außer dem Zweck auch eine Kontrolle seitens des Subjektes an, die wir den Willen nennen ... Bei den sensorischen Verrichtungen geht es weniger willkürlich zu. Man sieht, hört, riecht, ohne es zu wollen. Die Sinnlichkeit wurde von jeher als ein Empfangen oder Erleiden verstanden. Aber auch hier kann das aktive und damit willkürliche Element hinzutreten: Hinblicken ist mehr als passives Sehen, Lauschen mehr als unfreiwilliges Hören, Schnuppern mehr als nur Riechen.

In dieser Ähnlichkeit zwischen Gliedmaßen, das heißt äußeren Motor-Organen und Werkzeugen, haben wir den Grund, warum jene – und dann in Ausdehnung alle funktionellen Dienststrukturen des Körpers, innere nicht weniger als äußere, sensorische und chemische nicht weniger als motorische – „Organe" genannt wurden, was eben „Werkzeuge" heißt: etwas, das ein Werk verrichtet und womit ein Werk verrichtet wird. Ja, Aristoteles in seiner berühmten Definition des Lebewesens definierte den lebendigen Körper geradezu als „organisch" (soma organikon), das heißt als mit Werkzeugen begabt oder aus Werkzeugen bestehend.

HANS JONAS, *Das Prinzip Verantwortung,* Suhrkamp Verlag

••••••

Die Funktion dieser Organe hielt den Menschen am Leben. Es spielt keine Rolle, ob sich noch ein paar Zellen in einzelnen Gewebeteilen regen. Haare und Fingernägel wachsen oft noch lange im Grab nach. Dennoch kommt niemand auf die Idee, dass dieser Mensch leben könnte.

Ja, sicher. Wir sprechen über einen Patienten, dessen Herz sehr gut arbeitet. Aber: Er ist an ein Beatmungsgerät angeschlossen, seine Lungen arbeiten nur durch mechanische Hilfe. Und jetzt sagen Sie: Mir ist es egal, ob sein Gehirn noch funktioniert, solange sein Herz schlägt und Sauerstoff transportiert. Das Gehirn hat zwar versagt, aber das Herz schlägt, bumbumbum, munter weiter. Jetzt nehme ich die Niere raus, dann die Leber, dann den Magen, und das Herz schlägt weiter. Ich versuche, Ihnen zu erklären, dass nach Ihrem Konzept des Todes jedes Organ sterben muss.

Ja sicher.

Dann muss man herumsitzen und warten, bis jedes einzelne Organ abgestorben ist und der Mensch steif wird.

Absolut.

Dann stimmen Sie nicht einmal mit der alten Definition überein.

Wenn das Herz aufhörte zu schlagen, eine Wiederbelebung nicht möglich war und der Atem still stand, starben auch alle anderen Organe ab und der Körper wurde nach einer Weile steif und kalt.

Aber dann fanden sie heraus, dass ein Mensch gar kein Herz in der Brust braucht, ein Herz, das beim Tod zu schlagen aufhört. Sie können ihn an einen externen Kreislauf anschließen und sogar mit einem künstlichen Herzen verbinden.

So halten sie ihn am Leben. Aber das geht nur eine Weile. Bei totalem Gehirnversagen wird sich der Mensch weder erholen noch bewegen können.

Ich habe nicht gesagt, dass ein Gehirntoter wieder umherläuft. Das Problem besteht in der Definition: Tod des Gehirns und nicht allgemein Tod. Es ist eine philosophische Erklärung, keine wissenschaftliche.

Interessant. Viele Theologen haben ähnlich wie Sie argumentiert. Sehr gelehrte Männer, die mit Ihrer Meinung übereinstimmen und nicht mit meiner. Aber ich fühle mich weiterhin damit wohl. Ich bin sogar froh, dass ich an der Durchsetzung dieses Konzepts beteiligt war und in hunderten Fällen den Tod eines Menschen als Gehirntod festgestellt habe.

Diese Definition öffnet doch Tür und Tor für alle möglichen Experimente mit Menschen. Allein sie legitimiert Ärzte zur Organentnahme. Der noch warme Körper ist zu einem Ersatzteillager verkommen.

Ja, richtig, das ist er: ein Lager. Es ist, als würden wir Organe daraus ernten oder bergen.

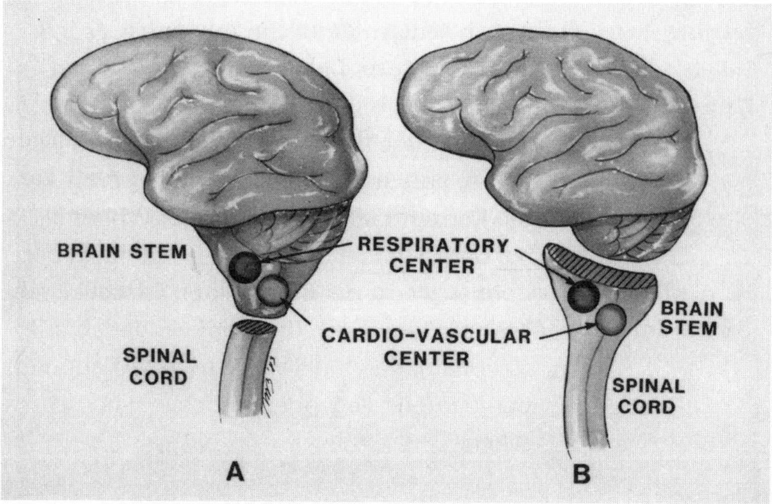
BRAIN STEM
RESPIRATORY CENTER
CARDIO-VASCULAR CENTER
SPINAL CORD
A
RESPIRATORY CENTER
BRAIN STEM
CARDIO-VASCULAR CENTER
SPINAL CORD
B

## Ärztliche Mauschelei mit dem Tod

Nur der schmale Schlitz seiner graublauen Augen liegt im Grün von OP-Kappe, Mundschutz und Kittel bloß, seine von dünnem Vinyl umspannten Hände wirken künstlich, wie eine Prothese. In einer vom Gewusel der Assistenten und Schwestern um ihn herum gelösten Konzentration ruht Professor Whites Blick auf dem Schädel des Mannes. Irgendwo dort drinnen steckt der Stahlsplitter. Es scheint, als könne White durch die Stoppeln der abrasierten Haare, durch die wachsfarbene Haut und den darunter liegenden Knochen hindurchsehen.

**White:** Es gibt Wissenschaftler, die laut herausposaunen, der Mensch ist nicht erst tot, wenn im ganzen Gehirn keine Aktivität mehr ist, sondern wenn nur der Kortex, also die Hirnrinde, zusammenbricht.

**Jungblut:** Weil sie davon ausgehen, dass die Persönlichkeit, also die Essenz des Menschen, nur im höheren Bereich des Gehirns, im Kortex steckt.

**White:** Richtig.

**Jungblut:** Das ist eine noch etwas praktischere Todeserklärung. Sie öffnet der Verwertung eines Körpers weitere Tore. Danach dürfte bei einem Toten der Hirnstamm noch Aktivität zeigen. Bei Ihrer Operation könnten Sie den Hirnstamm dann am Spenderkörper belassen, wo er Atem und Blutdruck regelt.

**White:** Ich lehne das ab. Aber diese Leute sagen: Wenn jemand durch ein Leiden ins Koma gefallen ist und der Neurologe versichern kann, dass dieser Patient nie wieder zu Bewusstsein kommen kann, dann ist der Patient tot.

**Jungblut:** Dann hat man Tote, die stöhnen und sich vielleicht auch noch regen.

**White:** Man nennt das „chronisch vegetatives Stadium". Diese Patienten atmen auch von allein, weil der Hirnstamm funktioniert. Man erklärt sie auch nicht gleich für tot. Nein, nein. Man rollt sie in den OP-Saal und nimmt erst dann die Organe heraus.

**Jungblut:** Aber die Ärzte können doch nur mit der Organentnahme beginnen, wenn dieser Patient für tot erklärt ist.

Wegen des enormer Bedarfs an Organen – in meinem Land und in der ganzen Welt – besteht die Gefahr, dass man die Definition des Gehirntods simplifiziert und lockert. Jetzt würden diese Ärzte das chronisch vegetative Stadium gern mit in die Todesdefinition einbeziehen. Und übermorgen könnte es, noch weiter gefasst, „kortikaler Tod" heißen.

Das ist ein Toter, bei dem nur der Kortex, also die Hirnrinde und höchste Ebene des Gehirns, ausgefallen ist und keine Aktivität mehr zeigt, während andere Hirnregionen noch leben können – etwa der tiefer gelegene Bereich der Pons, der auch für die Emotionsverarbeitung zuständig ist. Sehen Sie! Da wird eine große Schraube an der Definition des Todes losgedreht, nicht weil die wissenschaftliche Erklärung jetzt eindeutig formuliert werden soll, sondern weil man wieder den Bedürfnissen nach Transplantationsorganen folgen will.

Die Ärzteschaft scheint es für ihre vordringliche Aufgabe zu halten, für mehr und mehr Organe auf dem Markt zu sorgen.

Wenn ich einen Gehirntod diagnostizieren soll, der in Wirklichkeit ein Kortikaltod ist ... Gut, das würde ich nicht tun. Man trifft auf alle möglichen Leute in den Zirkeln der Bioethik, gute und wohlmeinende Leute, die aber nie einen Patienten behandelt, nie im OP-Saal gestanden, nie ihre Hände an das Gehirn eines Menschen gelegt haben und jetzt noch mit weiteren Argumenten für Änderungen kommen.

Welche Änderungen nun?

Die jetzige Todesdefinition zu lockern. „Warum soll man einen alten Menschen an einem Beatmungsgerät belassen? Schalte ab!", rufen die. Leute, die nie Patienten behandelt haben. Sie wissen nicht, mit welchem Druck die Familien verlangen, dass man ihren Sohn, Mutter, Onkel am Atemgerät hält. Nein, ich fühle mich mit diesen Aufweichungsversuchen der Todesdefinition nicht wohl.

••••••

**Montage**

Jones: Vielleicht haben Sie mich im Fernsehen gesehen. Ich bin Rallyefahrer.

Rechtsanwalt: Natürlich! Die Mannschaft Jones und Jones – Brüder im Leben und Brüder am Steuer!

Jones: Es gibt keine Mannschaft mehr.

Rechtsanwalt: Ihr Bruder ist tot? Mein Beileid.

Jones: Man sagt „sorry" und fährt weiter... Es läuft darauf hinaus, dass mein Bruder nicht ganz gestorben ist.

Rechtsanwalt: Also lebt er?

Jones: Der Doktor hat gesagt: Seine Pflicht ist es, um jeden Preis Leben zu retten. (Zeigt auf sich.) Ungefähr bis dahin bin ich's, das weitere ist schon Tom.

Rechtsanwalt: Tom?
Jones: Mein Bruder. Er hieß Tom, und ich heiße Richard.
Rechtsanwalt: Das heißt, dass er aus Ihnen beiden ...
Jones (leicht ungeduldig): Na ja, ja.
Rechtsanwalt: Transplantation? Ich verstehe... Sie sind ganz sicher, dass sie Richard sind und nicht Thomas?
Jones: Wie kann ich Thomas sein? Jeder kann nur er selbst sein, nicht? Mein Bruder war Beifahrer, nicht Fahrer. Fahrer – der bin ich...
Versicherungssprecher: Ich rate Ihnen ab, die Sache vor Gericht zu bringen. Sie verlieren mit Sicherheit: weil beide Brüder keine Unfall-, sondern Lebensversicherungen abgeschlossen haben. Und wer lebt? Es lebt der, dessen lebenswichtige Organe leben. Die Stelle, an der diese leben, hat nicht die geringste Bedeutung. 48,5 Prozent der beweglichen Körperteile von Thomas Jones wurden in seinen Bruder Richard investiert...
Arzt: Und was die weiteren Konsequenzen anbetrifft, habe ich meiner Berufung entsprechend einen Menschen gerettet, ohne mich darum zu kümmern, ob er Junggeselle war oder verheiratet ist. So kann ich Ihnen auch jetzt nicht sagen, ob die Frau Jones Witwe ist oder nicht.
Rechtsanwalt: Sie sagen also, die Witwe kann nicht Witwe sein.
Arzt: Leider, es gibt Zweifel. Schließt der die Ehe (weist auf seine obere Körperhälfte) oder der (weist auf die untere)?
STANISLAW LEM, *Mondnacht*, Insel Verlag 1977

Erstens behaupten diese Bioethiker, dass es zu viel Geld koste, ältere, aber auch etwas jüngere Menschen im Endstadium am Leben zu halten. Solche Patienten sind aber fähig, sich zu bewegen, selbst zu atmen, sogar zu stöhnen. Sie haben eine geistige Aktivität, wie das EEG zeigt, und dennoch sollen sie nun für tot erklärt werden. Den jungen Motorradfahrer aber, der nicht 90, sondern 26 Jahre alt ist, will man vorerst am Leben halten, obwohl ebenso nur noch sein Hirnstamm Aktivität zeigt. Denn dieser Patient ist für die Organentnahme hervorragend brauchbar. Wenn man also die Definition des Gehirntods zum Kortikaltod lockert, dann kann man den Stecker herausziehen, wann es einem beliebt. Man kann den Patienten, der noch nicht gehirntot ist, völlig legal beiseite schaffen. Man stellt einfach das Atemgerät und die Herzpumpe ab.

Wenn er noch lebt ...

Er lebt in tiefem Koma und sein Gehirn zeigt weiterhin elektrische Aktivität. Nach der Kortikaltod-Definition bräuchte man nicht mehr zu beweisen, dass es in seinem Gehirn keine Regung gibt. Meist muss man solche Patienten ja nicht einmal mit einem Respirator verbinden. Die können allein atmen. Und sie können oft sogar Schmerzen fühlen. Der Arzt muss nur noch feststellen, dass der Patient in tiefem Koma liegt und nur noch minimal auf Reize reagiert.

... dann könnte man sogar sein Herz herausnehmen.

Ja, sicher. Und wenn es ein alter Mensch ist, schaltet man einfach die Maschinen aus.

Noch einmal. Nach der immerhin anfechtbaren Definition des Gehirntods ist dieser Alte noch am Leben.

Richtig. Und Teile der Ärzteschaft möchten das hier in den USA ändern.

Dann dürften sie aus nicht einmal gehirntoten Menschen Organe entnehmen. Wird das bereits praktiziert? Denn in Ihren Worten schwingt ein seltsamer Unterton mit ...

An den Universitäten von Pittsburgh und Wisconsin werden Prozeduren angewendet, die sie „cardiac arrest protocol" nennen.

Und das bedeutet ...?

Ach, das führt von unserem Thema weg.

Nun machen Sie mich sehr neugierig.

Es bedeutet, dass die Ärzte aus Patienten, die noch nicht gehirntot sind, aber deren Herz nicht mehr schlägt, Organe entnehmen können.

Noch einmal, was bedeutet das?

Ich habe zwar keine Lust, es darzustellen, werde es dennoch tun: Die Ärzte wählen Patienten aus, die nicht gehirntot sind, aber in tiefem Koma liegen und von denen sie annehmen, dass sie sterben werden. Sie bringen diese Patienten in den OP-Saal und desinfizieren deren Körper. Dann nehmen sie ihnen das Beatmungsgerät ab und lassen alle Flüssigkeit aus den Schläuchen ab, die den Blutdruck steuern. Sie stoppen alle Transfusionen und alle Medikamentengaben, die den Leidenden bis dahin am Leben gehalten haben. Schließlich geben sie ihm ein Mittel, das die Blutgerinnung verhindert, und ein weiteres, das den Blutdruck senkt. Dann sitzen die Ärzte um diesen Menschen herum. Sie warten. Sie warten, bis sein Herz nicht mehr schlägt. Und sie sind ja bereits im OP-Saal! Geschwind öffnen sie also Brust und Bauchdecke und nehmen die Organe heraus.

Das klingt nach Mord.

Es ist legal. Aber, genau betrachtet, töten sie die Patienten. Sie trennen sie vom Beatmungsgerät ab, entziehen ihnen die Medikamente und all das ...

Wenn man bei alten Menschen die Geräte abschaltet, kann das auch ein Akt der Humanität sein.

Ja, die werden aber nicht in den OP-Saal geschoben. Diese hier sind Menschen wie der 26 Jahre alte Motorradfahrer.

Man könnte in dem Fall auch sagen: Stell' die Geräte ab, lass' ihn in Frieden sterben ...

Ich hatte Hunderte von Patienten, die am Beatmungsgerät hingen. In vielen Fällen dachten die Ärzte: Sie werden ohnehin bald sterben. Manchmal dachte ich es sogar selbst. Und dann erholten sie sich und überlebten.

Ich erinnere mich an ein jüngeres Beispiel: Ein Mann Anfang zwanzig, der in einem Baum herumgeklettert war, um ihn zu stutzen. Da traf ein Ast seinen Kopf und drückte ihn wie

eine weiche Tomate ein. Der Schädel war so gebrochen, dass wir ihn eigentlich gar nicht öffnen mussten. In einer großen Blutlache lag das Gehirn vor mir. Ich hielt es in meinen Händen und dachte, dieser Junge wird nicht überleben. In meiner Hand lag die linke Gehirnhälfte, in der alles Sprechen und Denken entsteht. Er war mehr tot als lebend. Und für jene, die den Kortikaltod befürworten, wäre er wohl ein idealer Organspender gewesen. Auch ich sagte mir: „Eigentlich ist es besser, wenn dieser Junge nicht mehr lebt."
Aber ich schob die Gehirnhälfte zurück und sog die Blutlache aus dem Schädel. Ich hätte die herausquellende Gehirnmasse eigentlich wegschneiden müssen, denn ich konnte nicht alles in den Schädel hineinstopfen: Es war so geschwollen, dass es die Größe von zwei Gehirnen hatte. Aber genau dort vermutete ich sein Sprech- und Denkzentrum. Mit Mühe konnte ich die Kopfhaut darüber ziehen und sie zunähen.
Der Mann starb nicht. Aber nach ein paar Tagen verflüssigte sich ein Teil des Gehirns und tropfte aus der Wunde heraus. Ich nahm ihn wieder auf den OP-Tisch und säuberte alles, schnitt ein Stück Haut aus seinem Bein und nähte es wie einen Flicken auf dem Hosenboden über den Schädel.
Ich wartete. Der Junge lag in tiefem Koma. Er war ein gesunder, starker Mann gewesen. Und seine Mutter war unübertrefflich. Resolut scheuchte sie die Schwestern herum und forderte von mir: „Dr. White, Sie müssen dieses und jenes tun!" Das wurde so anstrengend und die Schwestern fürchteten sich so vor dieser herrischen Mutter, dass wir ihren Sohn in ein Privatzimmer verlegten.
Eines Tages kam die Mutter außer Atem zu mir: „Er gibt Laute von sich! Er will etwas sagen!" Ich fragte die Schwestern: „Ist es wahr, dass dieser Junge redet?" Sie verneinten, und ich dachte, dass hier wieder einmal eine Mutter überreagierte. Kurz und gut: Bald darauf überwies ich den Jungen in

eine Rehabilitations-Klinik. Und als er unser Krankenhaus verließ, konnte er bereits Mühle spielen.
Gerade vor einer Woche war ich mit seiner Mutter essen. Der Junge kann jetzt, nach vier Jahren, Schach und sogar ein Musikinstrument spielen. Untersuchungen zeigten, dass er dafür nicht nur die eine Gehirnhälfte, die ich hineingeschoben hatte, benutzt, sondern beide. Jetzt lernt er sogar tauchen. Er hat zwar einen Gang wie Dr. Frankensteins Opfer, braucht aber keine Krücken. Wenn er spricht, kann man ihn verstehen. Er kann denken. Und der große Dr. White hatte geglaubt, dass er sterben wird.

Das zeigt, wie wenig objektivierbar der Zustand eines Patienten und seine Überlebenschancen sind. Lebt dieser Mann nun gern?

Aber ja doch. Er ist sehr froh und fühlt sich sehr wohl mit sich selbst. Seine Mutter hat für ihn jede erdenkliche Rehabilitation arrangiert.

Wie viele solcher Fälle hatten Sie?

Ich würde sagen, drei bis vier Prozent der Patienten, von denen ich annahm, dass sie sterben werden, haben schließlich doch überlebt. Der Anteil der Fehleinschätzungen ist jedoch weit höher: 10 bis 15 Prozent der Patienten, von denen Ärzte sagten, dass sie sterben werden, leben heute.

So viele ...

Ja, Ärzte sind dumm. Ärzte sind sehr dumm.

Nehmen wir den Mittelwert: Sieben Patienten von einhundert, die dann überleben. Das ist sehr hoch.

Das klingt nun so, als würden die alle bei einer Aufweichung der Todesdefinition zwecks Organentnahme zum OP-Tisch geschoben. Das ist bei uns in den USA ohnehin nicht so leicht.

In den USA brauchen die Ärzte zum Herausnehmen der Organe die Genehmigung des Spenders oder seiner Familie.
Es ist nicht wie in Frankreich oder Italien, wo man ohne spe-

zielle Einwilligung die Organe eines Gehirntoten entnehmen kann, solange er sich nicht zu Lebzeiten ausdrücklich dagegen ausgesprochen hat. Bei uns muss die Familie zustimmen und unterzeichnen. Und weil viele nicht möchten, dass ihren nächsten Verwandten das Herz oder die Niere aus dem Leib geschnitten wird, hat man nie genug Spenderorgane in diesem Land.

Ich finde es auch keine schöne Vorstellung, nach meinem Tod in Stücke zerlegt zu werden.

**Körpersignale 1**
Hirntote sterben nie. Sie sind vom Zug gesprungen. Sie haben einfach die Richtung gewechselt. Sie wirbeln, wirbeln. Sie haben ihr Bündel verloren. Sie schicken Pakete ohne Absender. Hirntote stecken in ihren letzten Seufzern fest und warten darauf, abgeholt zu werden. „Atmen Sie!" hatte die Schwester mich aus der Narkose gerufen. „Atmen Sie seine Züge aus Ihrer Lunge heraus."
SUSANNE KRAHE, *Adoptiert: Das fremde Organ*, Gütersloher Verlagshaus, Gütersloh

Die Zukunft liegt in der Xeno-Transplantation. Man nimmt genetisch und molekular modifizierte Organe von Tieren.

Aber da entstehen ganz neue Probleme, die heute kaum zu überblicken sind. Was kann zum Beispiel ein solches genetisch modifiziertes Organ, das vom Tier stammt, im Körper eines Menschen langfristig bewirken? Und können dann bislang tiergebundene Viren leichter auf Menschen überspringen?

Ja, ja, dieses Virenproblem ... Aber das ist zu lösen. Wenn die Welt der Transplantation sich so weiterentwickelt, werden wir nie genug Organe von Menschen haben – es sei denn, die Regierung ordnet an, dass ab morgen jeder Sterbende seine Organe hergeben muss. Und da in meinem Land die meisten lieber einen kompletten Verwandten beerdigen möchten, muss man auf modifizierte Tierorgane ausweichen. All die Ängste über Viren und genetische Veränderungen im Menschen wird man überwinden. Nach den ersten Herztransplantationen haben wir ähnliche Bedenken schon einmal durchgestanden. Zuerst waren sie, theoretisch gesehen, falsch, dann theologisch falsch, schließlich wissenschaftlich falsch und zu guter Letzt eine Horror-Show.

> Und da sind wir wieder bei dem Punkt von vorhin. Sobald etwas möglich ist, tun es Chirurgen auch. Und hinterher versuchen sie wissenschaftlich zu begründen, warum es gut und rechtens ist.

Wie können Sie mit dem Finger auf mich zeigen? Was wollen Sie eigentlich? Sie haben ein gutes Herz und gute Nieren, und die wollen Sie mit in den Sarg nehmen? Was wollen Sie damit im Grab? Man scheidet dort keinen Urin mehr aus. Und bald werden einen die Würmer fressen. Also warum Ihre Nieren nicht einer, sagen wir, hmm, schönen jungen Frau geben und sie weiterleben lassen? Das ist jedenfalls ein Akt christlicher Nächstenliebe.

> Meine Nächstenliebe hört bei meinen Nieren auf. Außerdem: Was würde wohl Petrus sagen, wenn ich irgendwann ohne Nieren vor ihm erscheine?

Ja, ja. Wenn wir zurück zur Definition des Todes gehen, die Transplantationen erst ermöglicht, werden Ihnen viele Theologen beipflichten. Sie fühlen sich mit dem Konzept des Gehirntods nicht wohl, auch weil dadurch die Einheit des Individuums zerstört werden kann.

## Als der leichenstarre Hund wieder lief

Ob ich einverstanden sei, wenn wir uns in seinem Büro weiter unterhalten würden, schlägt Professor Robert White vor. Ich nicke, denn wir sitzen bereits in seinem, in dem Büro des Direktors der neurochirurgischen Abteilung. Doch Professor White kommt hinter seinem Schreibtisch hervor. „Ich habe überall in der Stadt Büros", sagt er mit schelmischem Unterton, „wir gehen zu einem hier in der Nähe. Da haben wir mehr Ruhe."
Wir steigen in einen direkt vor dem Klinikeingang abgestellten schwarzen Oldsmobile, an dessem Heck ein Emblem der Polizei klebt. „Ist das ein ziviler Streifenwagen?", wundere ich mich. Das sei sein eigener, bedeutet mir Robert White. „Der Aufkleber ist dort nur, damit mich niemand anhält, wenn ich über 60 rase."
Nach ein paar hundert Metern Fahrt biegen wir in ein armes Wohnviertel ein. Farbe blättert von den Fassaden der kleinen Holzhäuser; die Stufen zu den Veranden sind morsch und ein-

gebrochen. Kinder kicken in aufwallendem Staub auf dem Fußweg. Desolat, an einer Straßenecke, liegt ein McDonalds-Lokal mit großem Parkplatz.
„Da ist mein Büro", sagt Professor White feierlich. Ich blicke fragend umher, sehe nur Müll und Zerstörung. „Hier", sagt er und hält vor der Tür von McDonalds.

**White:** Vielleicht sollte man wirklich über die Definition des Todes neu nachdenken. Ich kann ein Experiment ausführen, in dem auf einen gesunden, lebenden Menschen alle verlangten Kriterien des Gehirntods zutreffen: Er atmet nicht von selbst, hat keine Gehirnwellen, bewegt sich auch bei schmerzhafter Stimulierung nicht, sein Blick ist starr und so weiter und so weiter. All diese Bedingungen erfüllt der Patient, und dann hole ich ihn zurück.

**Jungblut:** Dann wäre nicht nur die Definition des Todes als Gehirntod falsch, sondern auch die Art, wie der Gehirntod selbst definiert wurde. Also rücken Sie damit raus, was Sie mit einem gesunden Menschen anstellen, dass er gleichzeitig gehirntot ist.

**White:** Einfrieren! Dafür benutze ich die gleichen Techniken wie für die Rhesusaffen. Wie damals kühle ich mit dem Blut nur das Gehirn und reduziere dort die Temperatur auf 15 bis 10 Grad Celsius. Die Gehirnwellen verflachen sich ab 20 Grad rapide und sind bei 15 Grad ganz verschwunden. Das EEG zeigt nur noch eine ebene Linie. Nach ein paar Stunden wärme ich den Menschen wieder auf und hole ihn zurück. Was sagen Sie dazu, dass ich den Gehirntod simulieren kann?

**Jungblut:** Das macht alles noch fragwürdiger.

**White:** Da sehen Sie, welche Macht ich habe! Hören Sie sich diese Geschichte an: Vor vielen Jahren erhielten wir im Laboratorium eine Promenadenmischung, ein altes Tier. Wir kühlten den ganzen Hund auf zehn Grad herunter, und er war steif wie ein Brett. Dann zapften wir dem Tier alles Blut ab und leiteten es in Behälter. Ich hatte einen Jesuitenpriester zum Experiment eingeladen, dem ein wenig grauste. Nach dem Ablassen des Bluts setzten wir uns alle um den OP-Tisch, legten ein Tuch auf das Tier und breiteten darauf unsere Sandwiches aus, denn es war Mittagszeit ...

**Jungblut:** Sie hockten dort also um den steifen, regungslosen Hund. War der Körper geöffnet?

**White:** Nein, der war intakt. Wir bissen in unsere Sandwiches und luden den Priester ein. Aber der winkte mit etwas säuerlicher Miene ab. Ich sagte zu ihm: „Vater, wo ist wohl die Seele dieses guten Hundes?" Denn der heilige Thomas von Aquin hat auch über die Tierseele gesprochen. „Das ist eine gute Frage", sagte der Priester, berührte den Hund, der völlig steif war, und rief plötzlich aus: „Ah, mein Sohn, du hast nicht alle klassischen alttestamentarischen Kriterien des Todes erfüllt." Ich staunte. „Was fehlt?", fragte ich. „Du musst das Blut aus dem Tier abfließen lassen. Wenn man ein Tier opfert, wird es auch so gemacht. So lange es Blut enthält, ist es nicht rein", antwortete er. Ich erwiderte: „Sehen Sie einmal hier unten, Vater. Sehen Sie das große Gefäß dort? Es enthält das ganze Blut des Hundes." Der Priester fasste sich ans Kinn: „Hmm, dann sind alle Kriterien erfüllt. Wenn du möchtest, dass ich ihn segne, werde ich es tun." Er segnete ihn, aus Spaß. Irgendwann stellten wir die Maschinen an, innerhalb einer halben Stunde wachte der Hund wieder auf und lief im Laboratorium herum. Und der Priester, der hervorragende Theologe, wusste nicht, was er sagen sollte.

**Jungblut:** Schöne Geschichte ...

... Und was sie uns sagt, weiß ich ebenso wenig. Dort lag ein brettsteifes Tier ohne Gehirnwellen mit aufgerissenen und starren Pupillen, ein toter Hund, dessen Herz nicht mehr schlug, und eine halbe Stunde darauf – nachdem wir das Blut zurückgepumpt und erwärmt haben – hechelt er munter herum.

Was wäre passiert, wenn man die Maschine nicht wieder angeschaltet hätte? Wäre er in dem Moment gestorben oder wäre er tot geblieben?

Das ist die Frage. Ohne die Geräte hätte er nicht wiederbelebt werden können. Er erfüllte alle Kriterien für Gehirntod und sogar diejenigen für die alte Definition des Todes.

Aber die Frage ist, war er wirklich tot? Eigentlich kann er nicht tot gewesen sein, weil er danach wieder herumtollte.

Vielleicht ist es ähnlich wie bei Christus oder bei Lazarus. Ich weiß wirklich nicht, ob ich das beantworten kann. Wenn er wirklich tot war, warum und wie konnte dann wieder Leben in seinen Körper kommen? Andererseits trafen alle Kriterien des Todes zu.

Vielleicht war er tot, konnte aber wiederbelebt werden wie Patienten mit Atem- und Herzstillstand, bei denen im EEG die Gehirnwellen verschwunden sind und durch eine Herzmassage neu belebt werden.

Ja, genau, genau. Wir hatten die Situation künstlich erzeugt. Das Tier war gekühlt und das Gehirn ...

... war teilweise tot.

Was meinen Sie mit „teilweise tot"?

Ich merke schon: Was ich gerade sage ist Unsinn. Man kann nicht teilweise gestorben sein.

Vergessen Sie nicht, dass Leute wiederbelebt werden können. Denken Sie an Kletterer, die in einen Eisspalt gefallen sind, eine Weile tiefgekühlt waren und dann wiederbelebt wurden. Es scheint, als würde das Kühlen eines Menschen oder Tieres die Lebenszeit verlängern, weil dann nur noch ein ganz minimaler Stoffwechsel stattfindet. Ein hoher dagegen verkürzt sie offensichtlich. Beim Winterschlaf eines Bären sinken Temperatur und Stoffwechsel stark ab, allerdings nicht so weit, dass man ihn für tot halten würde wie den Hund. Ich denke, der Hund war überhaupt nicht tot, sondern in einer künstlichen Situation.

Aber bei Ihrem Experiment schlug das Herz überhaupt nicht mehr. Im Gehirn regte sich nichts, und alles Blut war aus ihm herausgeflossen.

••••••

**Tagebuch des Doktor Bormental**

22. Dezember 1924. Montag. Laborhund, etwa zwei Jahre alt. Rüde, Rasse – Promenadenmischung. Name – Bello. Fellbehaarung spärlich, büschelartig, bräunlich, gefleckt. Gewicht acht kg (Ausrufezeichen). Herz, Lunge, Magen, Temperatur normal ...

23. Dezember. Um 20.30 Uhr fand die für Europa erstmalige Operation nach Prof. Preobrashenski statt: Unter Chloroformnarkose wurden Bello die Hoden entfernt und statt dessen menschliche Hoden mit Nebenhoden und Samenleitern eingesetzt. Diese waren einem 4 Stunden, 4 Minuten vor der Operation verstorbenen Mann von 28 Jahren entnommen. Unmittelbar danach wurde nach der Trepanierung des Schädeldachs die Hirnanhangdrüse, die Hypophyse, entfernt und durch eine menschliche von dem erwähnten Mann ersetzt. In der Nacht nach der Operation wiederholtes gefährliches Absinken des Pulses.

24. Dezember. Morgens Besserung. Atmung doppelt beschleunigt, Temperatur 42. Kampfer, Koffein subkutan.

28. Dezember. Deutliche Besserung. Mittags plötzlicher Schweißausbruch, Temperatur 37,0. Operationswunden unverändert. Anlegen eines Verbandes. Beginnender Appetit. Flüssige Nahrung.

29. Dezember. Plötzlicher Haarausfall auf der Stirn und an den Rumpfseiten. Am Abend zum erstenmal gebellt (20.15 Uhr). Der Hund bellt nicht „wau-wau", sondern „a-o", was entfernt an Stöhnen erinnert.

31. Dezember. Kolossaler Appetit. Um 12.12 Uhr bellte der Hund deutlich: „Nedal".

1. Januar 1925. Um 15 Uhr lachte er, worauf das Stubenmädchen Sina in Ohnmacht fiel. Am Abend sprach er achtmal nacheinander das Wort „nedal-schif", „nedal". (Schräg mit Bleistift): Der Professor entschlüsselte das Wort „nedal-schif", es bedeutet „Fischladen". Ungeheuerlich.
2. Januar. Vom Bett aufgestanden, hielt sich eine halbe Stunde lang auf den Hinterpfoten. Fast so groß wie ich. In meinem und Sinas Beisein hatte der Hund (wenn man ihn noch Hund nennen kann) Prof. Preobrashenski mit säuischen Ausdrücken beschimpft.
(Pause in den Aufzeichnungen.)
6. Januar. (Teils mit Bleistift, teils mit lila Tinte.) Heute ist ihm der Schwanz abgefallen, er sagte deutlich „Kneipe". Ich bin durcheinander. Die Sprechstunde des Professors fällt aus. Seit 17 Uhr hört man aus dem Untersuchungszimmer, wo dieses Wesen umhergeht, deutlich gemeines Fluchen und die Worte „Noch einen Doppelten".
7. Januar. Er sieht sonderbar aus. Fell hat er nur noch auf dem Kopf, am Kinn und auf der Brust. Seine Haut ist wabbelig. Im Bereich der Geschlechtsorgane entwickelt er sich zum Mann. Der Schädel hat sich deutlich vergrößert. Die Stirn ist schräg, niedrig.
8. Januar. Er steht sicher auf den Hinterpfoten (durchgestrichen) Beinen und machte den Eindruck eines kleinen und schlechtgebauten Mannes. Im Arbeitszimmer hat er gelacht. Sein Lächeln ist unangenehm und wirkt künstlich.
9. Januar. Sein Wortschatz wird (im Schnitt) alle fünf Minuten um ein neues Wort reicher, seit heute früh auch um Sätze. „Drängel nicht so", „Du Strolch", „Scher dich runter vom Trittbrett", „Ich knall dir eine", „Anerkennung Amerikas", „Primuskocher".
10. Januar. Die Ankleidung ist vollzogen. Das Unterhemd ließ er sich bereitwillig überziehen, lachte sogar vergnügt. Die Unterhosen lehnte er ab und kleidete seinen Protest in den heiseren Ruf: „Hinten anstellen, ihr Hundesöhne!" Die Socken sind ihm zu groß. Die hintere Hälfte des Fußknochens wird länger. Die Zehen strecken sich. Krallen.
11. Januar. Er hat sich mit der Hose abgefunden. Sagte einen langen lustigen Satz: „Gib ein Zigarettchen und geh ins Bettchen." Das Fell auf

dem Kopf ist dünn und seidig. Leicht mit Haaren zu verwechseln. Isst besonders gern Hering. Als der Professor ihm befahl: „Wirf die Speisereste nicht auf den Fußboden", antwortete er plötzlich: „Lass mich in Ruh, du Lauseei."
12. Januar. Er steckt die Hände in die Hosentaschen. Wir versuchen, ihm das Fluchen abzugewöhnen. Nimmt am Gespräch teil. Ich kann mich einiger Hypothesen nicht enthalten. Der beeindruckende Versuch von Prof. Preobrashenski hat eines der Geheimnisse des menschlichen Gehirns enthüllt. Das Skalpell des Chirurgen hat eine neue menschliche Einheit zum Leben erweckt. Prof. Preobrashenski, Sie sind ein Schöpfer.
MICHAIL BULGAKOW, *Hundeherz,* Verlag Volk und Welt

Ist es nicht grauenvoll, was ich tat?

> Für mich ist das nicht grauenhaft, sondern rätselhaft. Grauenhaft empfand ich es eher, als Sie vom isolierten Gehirn eines Affen erzählten, dessen Augennerven Sie stimulierten. Mir fällt gerade ein, dass früher im Norden Deutschlands nicht gesagt wurde, der oder jener ist tot. In der singenden plattdeutschen Sprache sagte man: „He is dod bleven", er ist tot geblieben. Eine ähnliche Wendung gebrauchte ein Seenomade in Indonesien, dessen Bruder einmal beim Tauchen tief unter Wasser aus Vergesslichkeit eingeatmet hatte, besinnungslos geborgen und wiederbelebt wurde. „Er ist nicht tot geblieben", sagte der Seenomade zu mir. Also, übertragen auf den Hund: Er war tot, blieb aber nicht tot.

Der Hund wäre tot geblieben, wenn wir alle Instrumente weggenommen und das Blut nicht zurückgepumpt hätten. Aber nach meiner Definition war er nicht tot. Sein Stoffwechsel war einfach sehr, sehr reduziert. Deshalb brauchte er keinen Sauerstoff und deshalb musste sein Herz das Blut nicht durch den Körper pumpen. Er brauchte ja nicht einmal sein eigenes Blut.

Was lebte dann in ihm?

Alles. Aber eben sehr, sehr reduziert. Er lebte durch einen äußerst geringen Stoffwechsel.

Und das Gehirn, war das irgendwie tätig?

Es lebte; ob es tätig war, weiß ich nicht.

Wenn man den Fall überdenkt, muss man als Kriterium für die Definition des Todes den Stoffwechsel heranziehen. Jemand ist tot, wenn in seinem Körper kein Metabolismus mehr stattfindet.

Ja, das ist richtig. Das würde auf jeden Organismus zutreffen. Wenn er nicht mehr metabolisiert, ist der Tod eingetreten. Das ist eine sehr gute Definition. Ich will es präzisieren: Wenn der Organismus oder die Zelle bei normaler Temperatur keinen Stoffwechsel mehr hat, ist es das Ende.

Aber wenn Sie die Temperatur immer weiter senken, findet noch etwas Metabolismus in den Zellen des Tieres statt ...

In diesem Laborhund fand auf sehr geringer Ebene noch Stoffwechsel statt.

Wenn sie also jeden Metabolismus stoppen würden ...

Wenn der Stoffwechsel völlig aufhören würde, wäre das der Tod. Doch mir scheint, dass es da eine Ausnahme gibt: Kühlt man einen Körper auf die absolute Nulltemperatur bis 273 Grad minus ab – was noch nie in Versuchen mit Tieren oder Menschen gemacht worden ist – dann würden auch keine Stoffwechselvorgänge mehr ablaufen. Und dennoch würde der Mensch oder das Tier vermutlich noch leben. Bei meinen Experimenten haben wir im Gehirn einer Ratte als tiefste Temperatur 40 Grad minus erreicht und konnten da noch ein wenig Metabolismus feststellen. Mit dem Körper wird es sich bei solcher Temperatur ähnlich verhalten. Also ohne Stoffwechsel ist der Organismus oder die Zelle tot. Das ist doch eine gute Definition.

Eine solche Definition würde natürlich keine Transplantation mehr erlauben, weil dann das Herz nicht mehr schlägt.

Richtig, weil man keinen Stoffwechsel mehr hat, ist das Herz auch tot und nicht mehr transplantierbar. Man muss vorsichtig sein. Wir müssen unterscheiden zwischen puren wissenschaftlichen Fakten und Vereinbarungen.

Darum ging es mir ja. Die Definition des Gehirntods gibt sich wissenschaftlich, ist es aber nicht, sondern beruht auf einer Übereinkunft. Sie ist sogar eine Definition of Convenience, eine Bequemlichkeits-Definition. Sie hat den Zweck, die Organentnahme zu erleichtern.

Aber das Gehirn metabolisiert nicht mehr.

Sehr richtig, das Gehirn ist tot. Oder besser, es sollte tot sein. Deshalb ja Gehirntod. Aber der ganze Mensch ist es nicht. Im Körper kann noch weiterhin Stoffwechsel stattfinden.

Ja, ja, Sie haben absolut Recht. Es sind vielleicht sogar Teile des Gehirns am Leben. Sicherlich arbeiten die Neuronen nicht mehr, aber das unterstützende Gewebe ... Wenn man kleine Stücke dieses Gehirngewebes entnimmt und in Nährflüssigkeit legt, würden sie vermutlich weiter wachsen. Also sie wären nicht tot.

Wäre nicht das Ende allen Stoffwechsels eine wissenschaftlich saubere Definition für den Tod?

Und wie! Es wäre eine sehr klare Definition. Aber wir müssen uns erinnern, was wir vorher über den Tod gesagt haben: Sie meinen, dass beim Tod die Körperfunktionen zusammengebrochen sein müssen. Nehmen wir als Beispiel die Niere. Wenn ihre Zellen noch metabolisieren, sie aber als Organ nicht mehr arbeitet und keinen Urin mehr ausscheidet, ist sie tot. Was passiert also beim Gehirntod? Funktionen wie Bewusstsein, Gedächtnis, Denken, Bewegungssteuerung, Ausdruck, also die Gesamtorganisation des Gehirns und dessen Signalströme sind zusammengebrochen.

Dann ist das Menschliche tot. Aber das Lebewesen existiert weiter.

Ja, die Zellen zum Beispiel leben weiter.

Nicht nur die Zellen, auch die Organe im Körper. Herz, Leber und Niere haben häufig ihre Funktion nicht verloren.

Der einzige Weg, bei dem der Tod des Gewebes eintritt, ist das Verbrennen.

Ich meine, wenn jemand, dessen Herz noch schlägt, als gehirntot eingestuft wird, ist er sehr wahrscheinlich als Mensch tot, aber nur als Mensch. Wir haben dann immer noch ein Lebewesen vor uns.

Ich muss jetzt leider wiederholen, was die medizinische Wissenschaft sagt: Wenn Ihr Gehirn – nach verschiedenen Kriterien beurteilt – tot ist, dann sind Sie tot.

Dazu kommen mir die verschiedenen Stadien des Komas, die dem Gehirntod nahe sind, in den Sinn.

Sie meinen vermutlich die Patienten im chronisch vegetativen Stadium. Sie können noch selbst atmen, weil das Stammhirn noch teilweise funktioniert. Sie stöhnen manchmal noch, aber werden nie wieder aufwachen.

Ah, ja, das sind die von Ihnen schon erwähnten Patienten, die man in Pittsburgh und in Wisconsin von den Apparaten nimmt, dann zum Sterben in den OP-Saal schiebt und dort schließlich ausschlachtet. Doch aus bestimmten tiefen Komastadien tauchen die Patienten hin und wieder auf ...?

Sie sind einfach in einem tiefen Koma. Bei der Diagnose gelten ähnliche Kriterien wie beim Gehirntod. Der Mensch darf danach keine Reaktionen mehr zeigen. Wenn man also – ich übertreibe jetzt mal – ihm mit einer Axt das Bein abhackt, darf er sich nicht regen. Nimmt man das Atemgerät weg, dann darf er nicht von allein weiteratmen. Wenn wir in das Auge leuchten, darf sich die Pupille nicht zusammenziehen, sondern sie muss weit aufgerissen bleiben. Und füllen wir Eiswasser ins Ohr, sollen sich die Augen nicht bewegen. Wir injizieren eine radioaktive Markierungsflüssigkeit ins Blut, um sicherzugehen, dass keines mehr durchs Gehirn fließt. Schließlich überprüfen wir mit an den Schädel geklebten

Elektroden, ob es dort noch irgendwelche elektrischen Ströme gibt.

Was haben aus dem Koma aufgetauchte Menschen erlebt? Die Patienten, die ich behandelt habe, hatten weder Träume noch Alpträume. Einmal fragte ich eine Frau kurz danach: „Was kam Ihnen als Erstes in den Sinn, als sie aufwachten? Haben Sie Erinnerungen?" Sie antwortete, dass es wie unter Narkose gewesen sei. Das Erste, was sie wahrgenommen habe, seien die vielen Leute gewesen.

Dann stellt sich die Frage, wo ihr Menschsein war, als sie im Koma lag ...

Tja, ich würde sagen, im Gehirn. Eingekapselt. Es war eben so, als sei die Patientin unter Narkose gewesen.

Ich war mir anfangs nicht sicher, aber je mehr wir darüber sprechen, desto mehr muss ich mich der Definition des Todes als Gehirntod widersetzen. Der Zustand des gehirntoten Lebewesens erscheint mir wie ein Limbo, ein Zwischenstadium. Es ist, als hielte es sich im Schattenreich auf, irgendwie unentschlossen, ganz zu sterben. Es hat das Menschsein schon aufgegeben, aber die Flamme, die den Menschen immer erwärmt hat, brennt noch. Und ich finde es ungeheuerlich, diesen warmen Körper zu öffnen und als Fundgrube für Organe zu sehen, so wie eine Grabbelkiste im Kaufhaus. Die Unversehrtheit und Einheit des Körpers hat doch eine sakrale Bedeutung. Das Ausschlachten ist eine Art Kannibalismus, ein schnöder, banaler Kannibalismus, der nur sehr wenig gemein hat mit den kultischen Handlung der Kannibalen wie früher auf Fidschi oder den Salomonen.

Das ist auch eine interessante Sicht auf Tod und Organentnahme. Ich glaube, die Definition des Todes wird eines der wichtigsten Themen der Bioethik bleiben. Vielleicht kann man sich, eher als die Transplantation eines menschlichen Körpers, die eines mechanischen vorstellen.

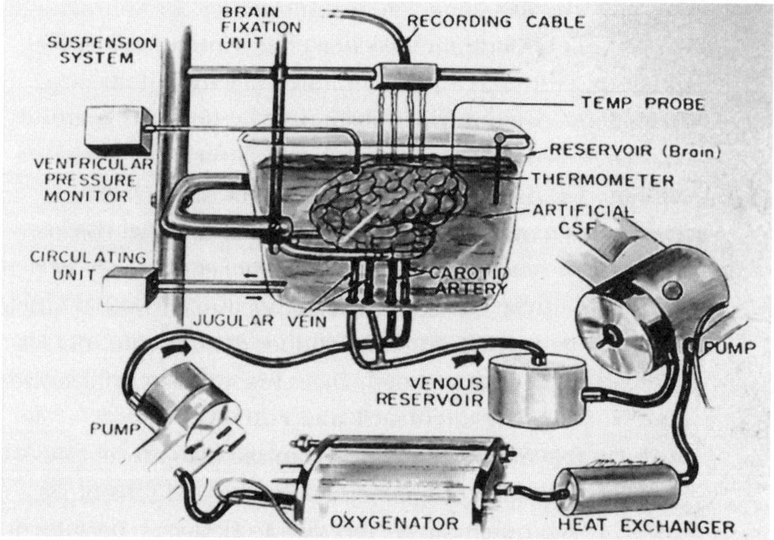
BRAIN
FIXATION
UNIT
RECORDING CABLE
SUSPENSION
SYSTEM
TEMP PROBE
RESERVOIR (Brain)
VENTRICULAR
PRESSURE
MONITOR
THERMOMETER
ARTIFICIAL
CSF
CIRCULATING
UNIT
CAROTID
ARTERY
JUGULAR VEIN
PUMP
VENOUS
RESERVOIR
PUMP
OXYGENATOR
HEAT EXCHANGER

## Der Mensch als abgetrennter Kopf auf dem Tisch

Die Tür zur Aufnahmestation der MetroHealth Medical Clinic knallt auf. Ein Afroamerikaner stürzt herein – mit einer leblosen Frau in seinen Armen. „Help me!", schreit er markerschütternd, „help me!". Seine Füße schlurfen über den Boden, die Arme zittern leicht. Er wirkt erschöpft, als habe er die Frau von ganz weit hergetragen. Schwankend bewegt er sich mit seiner Last weiter, weiß nicht wohin. „Help me!" Sein Blick irrt über die Gesichter der Herumstehenden. Die schleppenden Schritte werden kürzer und kürzer. „Help me!"
Ein Pfleger nimmt ihm die Frau ab, legt sie vorsichtig auf einen Wagen und schiebt sie durch die aufspringende Flügeltür. Der Mann klammert sich am Rahmen des Gefährts fest, wird mitgerissen. Professor White, der eben noch neben mir gestanden hat, ist plötzlich wie vom Erdboden verschluckt. Erst zwei Stunden später treffe ich ihn wieder: „Gehirnblutung", sagt er, „sie überlebt. Aber wie?" Sein Blick ist matt.

**White**: Vor einiger Zeit hat mich ein Kollege angesprochen: „Du hast all die Geräte, um ein Gehirn zu durchbluten und zu beleben. Warum also machst du überhaupt noch die ganze Chirurgie und hältst nicht einfach den Kopf am Leben?" Ja, ja, ich frage mich: Kann man ein Gehirn in einem Kopf ohne Körper am Leben halten? Die Menschen heute würden das vermutlich nicht als vertretbar empfinden, eher als Verstoß gegen die Humanität. Ich glaube, wenn wir im 22. Jahrhundert leben würden, wäre es uns als tägliche Praxis vertraut, zumindest als Übergangslösung, solange kein Körper für die Transplantation vorhanden ist. Es wäre vergleichbar mit der Prozedur, mit der man heute jemanden an die Herz-Lungen-Maschine anschließt.

**Jungblut**: Ein Kopf auf der grünen Resopalplatte eines Kliniktisches ... ein lebender Kopf, aus dem, unter der Tischplatte, Schläuche zu Geräten führen ...

**White:** Ja, ja, ein Kopf auf dem Tisch.

**Jungblut:** Und Sie glauben ernsthaft, dass das eines Tages Realität wird?

**White:** Ich habe keinen Zweifel daran. Was ist der Unterschied zwischen einer Herz-Lungen-Maschine, an der jemand hängt, und einigen Geräten, die den Körper ersetzen? In beiden Fällen halte ich den Patienten doch maschinell am Leben.

**Jungblut:** Im letzteren Falle nur seinen Kopf. Mir wird kalt.

**White:** Diese Prozedur wird eines Tages selbstverständliche medizinische Praxis in der ganzen Welt sein. Ein Beispiel: Gestern wurde ein junger Mann eingeliefert, der sich aus einer Wunde am Hals zu Tode geblutet hat. Der Unfallchirurg hatte die Arterie nicht schnell genug lokalisieren und schließen können. Eigentlich hätte man diesen Patienten an Maschinen hängen und damit das Gehirn für vielleicht 20 Minuten durchbluten sollen – so lange, bis diese Ader geschlossen worden wäre.

**Jungblut:** Dass so etwas heute Praxis wird, kann ich mir vorstellen.

Aber auch der Kopf auf dem Tisch ist keine Sciencefiction. Er könnte riechen, atmen ...

... und auch reden?

Es ist makaber, ich weiß, aber ja, er könnte sogar reden. Er hätte ein ähnliches elektronisches Gerät wie der ehemalige Supermann Mr Reeve und könnte sich mit Ihnen und mir unterhalten. Mr Reeve ist vom Hals abwärts paralysiert. Die meisten Leute, die so weit oben, am Hals, eine solche Fraktur erleiden, sterben in der Regel noch am Unfallort, weil der Hirnstamm die Lungentätigkeit nicht mehr kontrolliert. Doch Mr Reeve kam rechtzeitig an ein Atemgerät. Genau betrachtet gibt es kaum einen Unterschied zwischen einem Kopf auf dem Tisch und einem Kopf auf dem Kissen oder einem Kopf, der an den Griff des Rollstuhls gelehnt ist. Und das ist die Situation für Mr Reeve derzeit. Eigentlich ist sein Körper für ihn ebenso wenig vorhanden wie für einen von Maschinen versorgten Kopf.

••••••

**Körperlos**

Vor mir bewegte sich ein Gesicht mit Bart und einer getönten Brille, sodass man die Augen nicht sehen konnte. Was es wirklich war: Nur ein Kopf, von dem man den oberen Teil des Schädels weggenommen hatte, und so als würde ein Topf überkochen, quoll etwas daraus hervor. Und ich dachte: Töte es, nimm ihm die Schmerzen. Es machte rhythmische Geräusche – pffff, pffff, pfff – als ob es Atemzüge nachahmte. Und dann passierte das Furchtbare. Aus dem Mund begann etwas herauszufließen, wie Speichel. Es mag seltsam klingen, aber das dort tat mir leid, weil es keine Hände hatte, mit denen es sich den Mund abwischen konnte.

C. S. Lewis, *That Hideous Strength,* Scribner Book Company

••••••

Der Mann, der aus einem Kopf auf dem Tisch besteht. Das ist wie ein Alptraum von Edgar Allan Poe.

Ich sage nicht, dass es getan werden sollte. Aber sehen Sie doch den Astrophysiker Stephen Hawking. Er fährt mit diesem Rollstuhl herum und ist mit einem Computer verbunden, hat einen herausragenden Geist, aber sein Kopf sitzt auf einem verfallenden Körper. Stellen Sie sich vor, Sie wären in seiner Lage: Ihr Körper ist eines Tages ausgebrannt, aber der Geist, dieser außergewöhnliche Geist noch intakt und Sie sagen: „Ich will keinen neuen Körper transplantiert bekommen." Völlig in Ordnung für mich. Ich kann den hervorragenden Kopf an eines meiner Geräte hängen, und wir alle hätten etwas davon.

Aber soll die Medizin so weit gehen?

Ich weiß es nicht. Wir müssen aufpassen, dass der Geist nicht aus der Flasche entflieht. Vor ein paar Jahren schenkte mir ein Kollege eine Karikatur, auf der ein alter Mann, ein Experte für Biomechanik, im Sessel vor einem großen Glas sitzt, in dem ein Gehirn schwimmt. Schläuche winden sich aus dem Gehirn zu kleinen Maschinen und zu einem Bildschirm, auf dem die Kurve eines Elektroenzephalogramms zu sehen ist. Ich habe diese Karikatur so interpretiert: Einer meiner Großgroßenkel ist der alte Mann im Sessel, der mein Gehirn betrachtet und sich damit unterhält. Ich meine damit die EEG-Kurve. Ich glaube wirklich, dass Ärzte schon recht bald in der einen oder anderen Weise den Kopf allein am Leben halten werden.

Ihre Kühlexperimente legen die Vermutung nahe, dass man den gekühlten, separaten Kopf auch zeitweilig allein lagern kann – so lange bis ein Spenderkörper gefunden wird.

Wenn es wirkliche Gründe gäbe, das zu tun, könnten wir sogar ein isoliertes Gehirn eine beträchtliche Zeit am Leben halten – durch Kühlung. Anschließend könnten wir es erwärmen und wieder mit einem Blutkreislauf verbinden und in gewissem Sinne wiederbeleben. Dann könnten wir beispielsweise über die Hörnerven Musik ins Gehirn überspielen oder in digitale Signale umgewandelte Bilder über die Sehnerven übertragen.

Ach, jetzt wollen Sie einen Ball anstoßen und sehen, wohin er rollt. Man stellt sich natürlich sofort jemanden vor, der sein Gehirn zu Hause in der Kühltruhe einfrieren lässt. Und viele Jahre später wird es von den Enkelkindern wieder hervorgekramt ...

Der berühmte Herzchirurg und Mathematiker Nikolai Amosoff hat einen Roman darüber geschrieben, wie er fiktiv an Leukämie erkrankt und – da es keine Möglichkeit der Heilung gibt – sich schließlich einfrieren lässt. Als er 20, 30 Jahre später wieder aufgetaut und ins Leben zurückgebracht wird, können die Ärzte ihn heilen. Aber die Frau und alle Freunde sind mittlerweile gestorben.

Es wäre natürlich einfacher, nur das Gehirn einzufrieren. Schon allein wegen des Platzes im Eisschrank.

Sie haben einen Punkt getroffen. Es gibt wirklich Wege dahin, und das ist beunruhigend und erschreckend. NASA-Mitarbeiter kamen eines Tages zu mir, um ein Affengehirn ins Weltall zu schicken. „Können sie auch ein Menschengehirn so isolieren?", fragte der eine. Ich bejahte, erklärte aber, dass so etwas ethisch kaum zu vertreten sei. Er meinte: „Man könnte ja jemanden nehmen, der gerade im Sterben liegt." Bei diesem einen Gespräch blieb es. Als ich herausfand, dass solche Hyperchirurgie, die alle nur für Utopie hielten, möglich ist, stieß ich in der Tat einen Ball an. Einige meiner Kollegen, hochrangige Physiologen und Neurowissenschaftler, sagten: „Es ist unmöglich, ein Gehirn zu isolieren und am Leben zu halten. Gott hat den Menschen nicht dazu geschaffen, dass sein Gehirn isoliert werden kann wie eine Leber. Die Art seines Aufbaus, die Blutversorgung, die Empfindlichkeit machen es unmöglich." Doch, ich habe es getan.

Mit Affen ...

Klar, in Experimenten mit Affen. Durch diese Kühlversuche, in denen ich die Adern am Hals der Affen freilegte, wusste ich genau, wo dort Blutgefäße verliefen. Niemand hatte das vorher untersucht. Plötzlich dämmerte mir, dass ich eine Operation entwickeln kann, bei der man das Gehirn aus dem Schädel nehmen, es mit Schläuchen an den Blutkreislauf eines anderen Tieres anschließen und dadurch weiter am Leben halten kann. In Deutschland hatten sie vor längerer Zeit eine Art Kreuz-Kreislauf-Modell entwickelt: Sie verbanden die Kreisläufe von zwei Hunden, sodass der eine den anderen am Leben halten konnte.

## Das freigelegte Gehirn hörte den Blechfrosch

Er hat sich immer tiefer in den Schlauch des Antiquariats vorangetastet. Jetzt steht Professor White eingeklemmt zwischen zwei Regalreihen und saugt die Luft tief ein. „Ist der Geruch von Büchern nicht belebend", ruft er mit hochgezogener Stimme, „ist der nicht weit besser als reiner Sauerstoff?" Manchmal schnuppert er hier stundenlang herum, ist abgetaucht, sucht eine Antwort auf die Fragen, warum wir leben und ob wir wirklich über unser Leben Kenntnis haben können. Ein Buch schwingt in seiner Hand. Er weist auf eine Zeichnung mit Phiolen und Ballons: das von Charles Lindbergh mitgeschaffene gläserne Herz, das anstelle des faustgroßen Muskelbündels Organe mit Blut durchpulsen konnte.

**Jungblut**: Was trieb Sie eigentlich damals dazu, Gehirne von Affen aus dem Schädel zu schälen?

**White**: Da war ich Ende 20. Nicht so sehr Neugier war der Motor für meine Forschungen, vielleicht etwas Ehrgeiz. Ich dachte, wir müssten Tiermodelle entwickeln, um die Gehirnfunktionen besser zu verstehen. Zu der Zeit isolierten Wissenschaftler in aller Welt gerade andere Organe wie Herz und Leber, um so, unbeeinflusst vom übrigen Körper, ihre Funktionen zu untersuchen. Damals wussten wir zum Beispiel nicht genau, wie viel Glukose und wie viel Sauerstoff ein Gehirn benötigt. Man kannte nur den Verbrauch des ganzen Kopfs. Aber wie hoch war der jeweilige Anteil von Kopfgewebe und Gehirn? Beim ersten Versuch nahmen wir das Gehirn eines Affen aus dem Schädel, legten es in eine Schale mit künstlicher Gehirnflüssigkeit und verbanden die Blutgefäße mit dem Kreislauf eines sehr großen Rhesusaffen. Dann blickten wir auf das Monitorbild zum EEG: Das Gehirn lebte weiter.

**Jungblut:** Woher wussten Sie das so genau?

**White:** Wir hatten Elektroden eingeführt und es am EEG-Bild erkannt.

**Jungblut:** Aber das Gehirn bekam keine Signale mehr von außen, weil es mit keinen Nerven mehr verbunden war. Da waren keine Augen, keine Ohren, die irgendeine Verbindung zur Umwelt lieferten.

**White:** Nein, aber man konnte sehen, dass die elektrische Aktivität normal war. Wir maßen auch die Gehirnaktivität des großen Affen, der das Gehirn versorgte. Man konnte die EEG-Linien vergleichen.

**Jungblut:** Ich versuche mir gerade vorzustellen, wie es in einem solchen Gehirn zugehen könnte. Mir schaudert.

**White:** Es war vermutlich in einer Art halbwachem Zustand. Vielleicht nahm es ganz schöne Bilder wahr, wie man es auch vom Halbschlaf kennt. Forscher haben in einer Versuchsreihe Menschen, die ansonsten normal und gesund waren, von allen äußeren Reizen abgeschnitten und in sensorischer Deprivation gehalten. Sie wurden in Wasser gelegt und konnten weder hören noch sehen. Sehr schnell waren sie desorientiert und glitten in eine Art halluzinatorischen Zustand.

Vielleicht war ihr isoliertes Affengehirn bewusstlos. Nein, das glaube ich nicht. Denn in den folgenden Experimenten stellten wir fest, dass es auf Reize reagierte. Bei diesen Versuchen lag das Gehirn auch in einer Schale, war aber für die Versorgung nicht mit einem Tier, sondern mit Geräten verbunden. Andere Organe hatte man schon länger maschinell am Leben halten können – aber ein Gehirn? Erinnern Sie sich an Alexis Carrel und Charles Lindbergh?

> Ich weiß, ich weiß. Sie meinen das erste künstliche Herz, das der Arzt und der berühmte Flieger gemeinsam konstruiert haben. Ich finde es immer noch erstaunlich, wie sie vasenähnliche Behälter zusammenstellten und daraus ein gläsernes Herz bauten – übrigens ein sehr poetischer Name für ein solches Gerät ...

Den beiden gelang es, mit diesem gläsernen Herzen viele Organe am Leben zu halten, aber nie ein Stück Nervensystem. Das habe erst ich getan. Wir entwickelten damals ein mechanisches Miniaturherz und eine kleine eiserne Lunge, so eine Art physiologische elektrische Eisenbahn. Die Gleise sind die Adern, die Lok ist das künstliche Herz und der Kohlewaggon die Lunge. Wir verbanden alle diese Geräte und hängten sie mit Schläuchen ans Gehirn.

> Und das alles, weil Ihre Kollegen monierten: „Du vertust deine Zeit, das funktioniert bestimmt nicht." Vermutlich wünschten die sich, dass es nicht funktioniert. Vielleicht aus Neid. Vielleicht auch, weil sie sich das alles nicht vorstellen mochten...

Aber es funktionierte. Wir hatten Ansätze der Hörnerven am Gehirn gelassen und dann einen Klicker genommen, einen kleinen Blechfrosch ...

> Sie meinen nicht etwa dieses Kinderspielzeug, das knackende Geräusche macht?

Richtig, einen grünen Blechfrosch. Über Elektroden stellten wir fest, dass die Geräusche im auditiven Bereich des Kortex ankamen. Und wir hatten die Sehnerven mit Kabeln verbunden. Wir schickten elektrische Impulse hindurch und sahen, dass der Reiz im visuellen Bereich des Kortex erschien. Einmal haben wir die Augen am Gehirn hängen gelassen und sie mit einer Taschenlampe angeleuchtet. Die Synapsen, die beispielsweise bei der Entstehung von Gedanken wie winzige Schalter wirken, feuerten einwandfrei. Alles im Gehirn war normal, doch dann zersetzten die Geräte, die noch nicht so gut wie die Körperorgane funktionierten, langsam die Blutzellen. Meist schon nach einem Tag mussten wir den jeweiligen Versuch beenden. Schloss man das isolierte Gehirn dagegen an ein anderes Tier an, konnte man es praktisch unbegrenzt am Leben halten. Aber es kostete viel Arbeit, dieses kleine Gehirn an diesem großen, wilden Affen hängen zu haben. Oh, boy!

Das hört sich an, als säße ich einem Ungeheuer gegenüber. Die ganze Zeit frage ich mich, was in Ihrem Kopf vorgegangen sein mag, als sie sich solche Experimente vornahmen. Sie waren sicherlich besessen. Sie wollten es den Kollegen zeigen. Und das war Ihnen jetzt wohl gelungen. Da kamen Sie irgendwann auf die Idee, die Transplantation auf Menschen zu übertragen.

Das war immer in meinem Hinterkopf. Ich sagte, was wir mit dem Affen machen, können wir auch mit Menschen. Das Gehirn ist zwar die komplizierteste Struktur, die existiert, dennoch kann es, ebenso wie eine Leber, transplantiert und von Geräten am Leben gehalten werden – wenn es einen Grund gäbe, das Gehirn eines Menschen maschinell am Leben zu halten.

Das haben Sie aber nie getan...

Nicht im Körper. Wir haben nie das Gehirn eines Menschen herausgenommen und daran gearbeitet wie bei einem Affen. Wir kühlten das Gehirn eines Patienten, damit wir daran operieren konnten, ließen es aber weiterhin mit dem eigenen Kreislauf verbunden. Wir unterbrachen die Halsschlagader und kühlten das Blut, bevor es ins Gehirn floss, und auf der anderen Seite wurde es wieder erwärmt. Bei dieser autozerebralen Kühlung oder Hypothermie schlug das Herz ganz normal. Es blieb warm.

**Irrung**

Weil alles, womit sie täglich umgehen und was sie für wirklich halten, vom Menschen gemacht ist, halten sie alles für machbar; dass Lebendiges, das einmal vernichtet ist, nicht wieder lebendig gemacht werden kann, wird ihnen vielleicht nie bewusst oder verdrängt. Die falsche Vorstellung, dass schlechterdings alles machbar sei, wird durch die ungeheure Macht bestärkt, die der Menschheit aus den Erkenntnissen der exakten Wissenschaften erwachsen ist.

KONRAD LORENZ, *Der Abbau des Menschlichen*, Piper Verlag

Verbanden Sie nie das Gehirn eines Menschen mit einem anderen Körper?

Oh, nein, nein, nein!

In einem kritischen Fall hätten Sie zum Beispiel das Gehirn eines Kindes an den Kreislauf seiner Mutter hängen können.

Sicher. Während der frühen Herzexperimente in den 50er-Jahren verbanden die Ärzte manchmal in einer so genannten Kreuzzirkulation einen Patienten mit einem anderen, sodass das eine Kind mit dem Blut des anderen versorgt wurde. Eine ähnliche Durchblutung des Gehirns von Menschen haben wir nie versucht. Es gab auch keinen Grund dazu. Allerdings benutzten wir den eigenen Körper des Patienten,

also sein eigenes Blut, um seinen Kopf zu kühlen.
Wäre jetzt die Ganzkörper-Transplantation eingeführt, könnte solche Fremdversorgung schon notwendig sein. Dann würde man einen Kopf allein am Leben halten, bis ein passender Körper gefunden ist. Was ich erklären will: In der Station liegt beispielsweise ein Kind mit Krebs, der den Leib, aber nicht das Gehirn angegriffen hat. Im Moment finden die Eltern keinen Ersatzkörper zum Transplantieren. Also: Trenne den maroden Körper ab! Dann schließen wir den Kopf und damit das Gehirn vorerst an den Kreislauf der Mutter an.

Das Gehirn bleibt in diesem Fall im Schädel. Eine solche Operation ist sicher möglich. Doch ich bezweifle weiterhin, dass das isolierte Affengehirn in der Schale ganz normal tickte.

Das hörte ich auch von anderen. Deshalb kam es zu einem weiteren Experiment, in dem ich einen ganzen Rhesus-Kopf, also nicht nur das Gehirn, an den Hals eines großen Artgenossen nähte. So entstand der erste lebende doppelköpfige Rhesus.

Ein Fabelwesen ...

Das klingt endlich nicht so negativ.

... geschaffen von Professor ...

... Frankenstein, ja, ja. Hätte Mary Shelley nicht den Helfer Igor die Leichen vertauschen und den Körper eines Kriminellen auf Dr. Frankensteins Labortisch legen lassen, wäre vermutlich kein Monster entstanden und meine Arbeit nicht so ablehnend betrachtet worden.

Und vielleicht auch nicht die Arbeit des Russen Demikoff. Der kam doch mit einem ähnlichen Experiment an Hunden in die Schlagzeilen überall in der Welt.

Nein, nein! Demikoff hat keinen Kopf verpflanzt. Er hat lediglich den vorderen Teil eines Hundes mitsamt den beiden Läufen an die Schulter eines anderen gehängt. Die Anschlüsse lagen nicht wie bei meinem Experiment im Hals, sondern weit einfacher an großen Blutgefäßen in der Brust nah dem Herzen.

Sie gingen damals mit Ihren Experimenten ja ebenso durch die Weltpresse.

Oh, ja! Die berühmte Journalistin Oriana Fallaci kam beispielsweise und stellte sich als Medizinstudentin vor, die mich für ihr Examen befragen wollte. Und dann erschien in der Zeitschrift Life ein Interview: Oriana Fallaci fragt, und Oriana Fallaci alias Dr. White antwortet. Das beschwor einen Sturm in der Institutsleitung herauf, den ich jedoch ganz gut abwetterte, weil Frau Fallaci nun wirklich fast alles erfunden hatte.

Und nach all diesen Erfolgen gaben Sie alle Forschung auf, kümmerten sich am OP-Tisch um die Gehirne von Unfallopfern, Krebskranken und anderen Leidenden, heirateten und sorgten für Nachkommen.

Zehn Kinder haben meine Frau und ich großgezogen. Wir sind ein gutes katholisches Ehepaar: Wir praktizierten Geburtenkontrolle, indem wir jedes Jahr ein Kind zeugten. Wie hätte ich eine solche große Familie von wissenschaftlicher Arbeit unterhalten können?

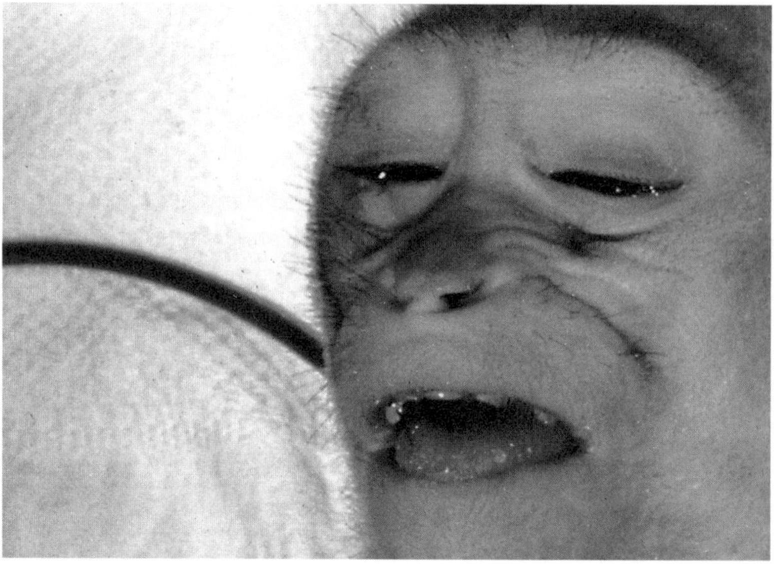

## Tiere malträtieren, um Leidenden zu helfen

Das Baby trägt einen gelben Strampelanzug mit aufgedrucktem Bärenkopf. Wie eine Puppe liegt es während der Sprechstunde in den Armen von Professor White, der es aufmerksam betrachtet. Mit Rastazöpfen und großen silbernen Ohrringen steht die Mutter an den Instrumentenschrank gelehnt und lächelt selig. Professor White hat ihrem Sohn die Schmerzen genommen und ein Leben eröffnet. Weil das Baby in den Ventrikeln seines Gehirns an Überdruck litt, hat Robert White seinem kleinen Patienten einen vom Kopf zum Bauch führenden Schlauch mit Regulierventil eingesetzt, das nun das im Gehirn gestaute Wasser ableitet. Nur eine kaum sichtbare Narbe am Kopf des Babys zeugt von dem Eingriff. Ruhig schlafend liegt es auf dem Schoß seines Retters.

**Jungblut**: Die ganze Zeit schon bewegt mich ein grundsätzliches Problem: So ein Tier ist doch eine Art Bruder oder auch Schwester von uns ...

**White**: Tiere als Brüder oder Schwestern von mir?

**Jungblut:** Ja, ja ...

**White:** Ich weiß, worauf Sie hinauswollen. Natürlich habe ich versucht, Schmerzen bei den Tieren zu vermeiden. Während der Operation waren sie in tiefer Narkose. Und als sie wieder zu sich kamen, war ihr Gehirn isoliert, sodass sie keine Schmerzen fühlten. Wenn man zum Beispiel mit einer Nadel ins Hirn sticht, verspürt es nichts. Man kann es so zwar beschädigen, aber nicht das geringste Gefühl auslösen. Deshalb muss man ein isoliertes Gehirn nicht betäuben.

**Jungblut:** Es geht nicht nur um physische Schmerzen, sondern ob wir überhaupt so mit Tieren umgehen dürfen.

**White:** Ach. Ich erinnere mich an ein Treffen mit dem berühmten englischen Kardinal Heenan vor ungefähr 20 Jahren in London. Er wollte mich gern sehen, weil er sich Gedanken über meine Arbeit machte. Ich saß also eines Nachmittags mit ihm zusammen, wie jetzt wir beide, und er sagte, ähnlich wie Sie, dass es nicht angemessen sei, so mit den Affen umzugehen, weil sie eben Schmerz fühlen. Irgendwann endeten wir bei den Fliegen. Der Kardinal hielt es jedoch für gerechtfertigt, Insekten zu töten, um dadurch Pestilenz und Seuchen zu kontrollieren. Er meinte, ihr Nervensystem sei zu primitiv, um überhaupt Schmerz zu fühlen, und hielt das für wissenschaftlich belegt.

Gut, da musste ich dem lieben Kardinal, der ja ein ebenso großer Kirchenmann wie der Erzbischof von Canterbury war, erläutern, dass die Fliegen sehr wohl Schmerz fühlen. Vielleicht für Millisekunden. Aber sie fühlen ihn. Und ich will nicht bestreiten, dass sich ein Affe, wie auch ein Kind und selbst ein Erwachsener, unwohl fühlt, wenn man mit einer Injektionsnadel in ein Blutgefäß des Arms sticht. Deshalb führten wir die Operationen immer unter Vollnarkose aus. Doch der Kardinal war nicht zu überzeugen. Ich verließ an dem Tag London und den großen Kirchenmann, der ebenso wenig wie Sie meine Ausführungen akzeptierte.

**Jungblut:** Ich bin auch der Meinung, dass dieser Affe, oder soll ich lieber sagen, sein Gehirn, litt. Doch ich meine mehr den mentalen Zustand. Was könnte zum Beispiel in meinem Gehirn vorgehen, wenn sie es isolieren würden?

**White:** Sie haben recht: Wir können es herausnehmen und am Leben halten.

Das glaube ich Ihnen.

Was wir mit dem Affe können, gelingt auch mit Ihnen.

Und dann kommt das Grauen. Eine enorme Angst würde mich vermutlich überfallen, sobald die Narkose nach der Operation weicht. Mich packt ein Horror, wenn ich mir vorstelle, völlig ohne Verbindung zur Außenwelt zu sein. Eingeschlossen, wie im All begraben ... Gut, das Gehirn fühlt keinen Schmerz, aber es arbeitet irgendwie weiter. Finsternis, Lautlosigkeit, kein Fühlen, kein Riechen, kein Schmecken, nichts, nichts. Aber vielleicht kann es noch denken. Doch was, was ...? Grauenvoll.

Aber das waren doch Tiere.

Auch einem Affen wird es so ergehen.

Ich glaube, die Affen wissen nicht, in welchem Zustand sie sich gerade befinden. Da keine Information ins Gehirn kommt und auch keine hinausgelangt, glaube ich, dass es in einem solchen Fall irgendwie ruhig gestellt ist. Außerdem produzieren diese Tiere keine sehr komplexe Gehirnaktivität, könnten nie so hoch stehende Überlegungen oder Horrorvisionen entwickeln wie wir. Ihr Einwand erinnert mich an die massiven Anschuldigungen der Kollegen damals: „Wie kannst du das tun? Diese Tiere sind in einem mentalen Gefängnis!" Und ich antwortete dann: „Erstens: Affen können nicht in einem mentalen Gefängnis sein, da sie nicht so klug und selbstreflektierend wie Menschen sind. Zweitens: Ihre isolierten Gehirne befinden sich in einem Stadium zwischen Schlaf und Bewusstsein, vermutlich in einem sanften Halbschlaf."

Das hört sich aber ein bisschen nach Ausrede an, als ob Sie versuchten, sich selbst zu überzeugen.

Ehrlich gesagt hat mich diese Frage nie beschäftigt, bis Kollegen das Problem aufwarfen. Dann dachte ich darüber nach und war sehr sicher, dass diese Tiere sich nicht in einem mentalen Gefängnis fühlten. Sie sind zur Selbstbetrachtung unfähig. Sie können nicht erkennen, was passiert ist.

Wenn Sie einen Affen beobachten, ist er ebenso neugierig wie Sie. Er nimmt Dinge hoch, betrachtet sie von allen Seiten, macht sich doch offensichtlich Gedanken darüber.

Aber er kann nur innerhalb seiner Affenwelt denken. Er hat eine begrenzte Sicht.

Affen können sich an etwas erfreuen, können traurig sein. Sie sind, ähnlich wie wir, zu einer Reihe von Emotionen fähig, und man weiß auch, dass sie Zusammenhänge erkennen können. Ich glaube, so ein Tier wird sich ebenso wie ich eingeschlossen fühlen. Oder der Affe und ich fühlen in einem solchen Zustand mit isoliertem Gehirn überhaupt nichts mehr.

Ich sehe da keine Erfahrung von Freude, Traurigkeit und so weiter. Ich hänge nicht dieser sozialzoologischen Schule an, nach der Affen depressiv oder sogar manisch depressiv sein können. Das sind Geisteszustände, die sie glücklicherweise nicht kennen.

Aber die Furcht kennen sie und auch das Grauen.

Ja, ja, die Kollegen hielten mir genau das vor. Und das war einer der wichtigen Gründe, den Kopf nicht nur zu isolieren oder an ein Muttertier zu hängen, sondern richtig zu transplantieren.

Das kam zum Schluss. Aber als Sie begannen, mit einer lebenden Kreatur zu experimentieren, war es Ihnen sicher nicht klar, wohin es führen würde. Sie hatten die Absicht, Menschen zu helfen. Dann aber fingen Sie an, das Gehirn eines Tieres zu isolieren. Und das erscheint mir grausam.

Aber warum soll das grausam sein? Grausamkeit besteht doch meist darin, Schmerzen zuzufügen ...

Nein, nein, nicht den direkten physiologischen Schmerz meine ich, sondern dass sich dieses Tiergehirn höchst elend fühlt.

Hm, nein. Es scheint, dass dieses Präparat in einer Art Dämmerzustand verharrte, weil es keine Reize empfing. Das Gehirn muss ständig stimuliert werden, um wach zu bleiben.

Aber in den letzten Experimenten hatten Sie es doch stimuliert.

Das waren nur kleine Experimente. Sie bewiesen nur, dass das Gehirn fähig war, Reize zu empfangen. Die Messungen zeigten, dass etwas dort ankam, aber nicht, wie es verarbeitet wurde. Ich weiß nicht, ob das Gehirn es als gut oder schlecht aufnahm.

Auch dann: Sie sind doch Kreaturen. Wenn ich als Atheist so etwas tun würde – aber Sie als praktizierender Katholik ... Vom christlichen Standpunkt aus sind die Affen von Gott geschaffene Kreaturen, die man nicht töten und quälen darf, wie man will.

Ich glaube, dass es erlaubt ist, sie zu töten – um sie zu essen oder um sie für Experimente zu benutzen, die zur Heilung von Menschen beitragen können. Warum sollte es nicht erlaubt sein? Es hilft uns doch.

Es gibt eine Reihe von Gründen. Um nur einen zu nennen: Vor ein paar Jahren hielt ich mich für eine Weile in Gudjarat auf, im Westen Indiens, wo die große religiöse Gruppe der Jain lebt, die jede Gewalt gegen andere Kreaturen ablehnt. Jain sind strikte Vegetarier und, bevor sie sich auf einen Stuhl setzen, wedeln sie mit der Hand über die Stuhlfläche, um beispielsweise Insekten zu verscheuchen, die sie zerdrücken könnten.

Gut, gut, da gibt es eine ganze Reihe von Glaubensrichtungen. Viele Leute haben mich in all den Jahren gefragt, ob der

Vatikan nicht meine Experimente verdammt oder ob der Papst sie nicht in einem Statement verurteilt habe. Aber weder der Vatikan noch die Päpste Paul VI. und Johannes Paul II. haben sich ablehnend über solche Tierversuche geäußert.

••••••

**Protokoll der Kopftransplantation nichtmenschlicher Primaten**

***Vorbereitung***

Die für die Operation vorgesehenen Tiere sind zwei subhumane Primaten, die jeweils zwischen sechs und acht Pfund wiegen, seit dem Vorabend einen nüchternen Magen haben und von einem Veterinär untersucht worden sind.

1. Die Tiere bekommen eine intravenöse Barbituratnarkose.
2. Ihre Hälse und ihre Leisten werden rasiert und desinfiziert.
3. Den Tieren wird ein Tubus in die Luftröhre eingeführt. Dann wird jedes auf einen separaten Operationstisch gelegt.
4. EEG-Elektroden (mit oberflächlicher und tiefer Ableitung) werden mit dem Messgerät verbunden und mithilfe eines speziellen Kopfteils aufgesetzt. (Um immer über den Zustand der Gehirne informiert zu sein, werden beide Tiere dauernd über die EEG-Aufzeichnungsgeräte überwacht.)
5. Die Tiere sind nun mit den Überwachungsgeräten verbunden. EKG-Ableitelektroden sind an der Brustwand platziert, Katheter in die Arterien und Venen eingeführt (meist in der Leiste), um den Blutdruck zu messen, Blutproben zu entnehmen und Infusionen geben zu können.

***Ausführung***

Im Operationslabor stehen zwei Operationsteams an je einem Operationstisch bereit. Die Teams werden den Tieren entsprechend „A" und „B" genannt.

1. Die Tiere werden initial in Abdomenlage positioniert und die Operation beginnt in der Zervikalregion (mittlerer Nacken).
2. Auf Höhe von C4–C5 wird ein zirkumferenter Hautschnitt angelegt.

3. Von der posterioren Inzision ausgehend werden alle Muskel- und Gewebeschichten sorgsam durchtrennt und die knöcherne Halswirbelsäule von C3–C7 freigelegt.
4. Die Wirbelsäule wird gründlich von anhängendem Gewebe befreit, C4 und C5 durch Laminektomie eröffnet und das Rückenmark in seinem Durasack dargestellt.
5. An Lamina und Facetten der unteren Wirbelkörper von Körper „B" und der oberen von Kopf „A" werden metallene Fixateure angebracht, befestigt und die Tiere in Rückenlage positioniert.
6. Anterior wird in gleicher Weise wie posterior verfahren, sodass nach Vertiefen des zirkumferenten Schnittes mit sorgsamer Durchtrennung aller Schichten die Kontinuität zwischen Kopf und Körper nur noch durch Wirbelsäule und Blutgefäße gegeben ist.
7. Der Ösophagus wird ebenfalls durchtrennt. Bei Tier „B" (Körper) wird im aboralen Ösophaguslumen ein Tubus für die postoperative Ernährung platziert. Das orale Ösophaguslumen von Tier „A" wird mit einem Tubus zur postoperativen Speicheldrainage versehen.
8. Die vier Blutgefäße, zwei Karotisarterien sowie zwei Jugularvenen, welche den Blutfluss zwischen Kopf (Gehirn) und Körper aufrechterhalten, werden entlang der Halsstrecke der Tiere vollständig freipräpariert und antikoaguliert.
9. Wie posterior muss das Rückenmark auch anterior von Knochen befreit werden. Dies geschieht durch Entfernung der Halswirbelkörper von C4 und/oder C5. Infolge der Antikoagulation entstandene Blutungen müssen sorgfältigst gestillt werden.
10. Die Blutgefäße (zwei Arterien sowie zwei Venen pro Tier) werden mit Plastik-Loop-Kanülen versehen. Die zuvor dargestellten Vertebralarterien werden auf Höhe C6 zur Ligatur angeschlungen.
11. Die Katheter werden nun so angeschlossen, dass Kopf „A" arteriell von Körper „B" versorgt wird und der venöse Abfluss nach Körper „B" erfolgt. Für eine forcierte Transfusion wird die Abzweigung des Arterienkatheters von Körper „A" mit der Abzweigung des Venenkatheters von Körper „B" verbunden.
12. Das Rückenmark sowie die beiden Vertebralarterien werden bei bei-

den Tieren ligiert und durchtrennt.

13. Nach der Ligatur des Rückenmarks ist die medikamentöse Stützung des systemischen Blutdrucks nötig sowie Volumeninfusionen bzw. Bluttransfusionen sind erforderlich.

14. Nach Entfernung des Kopfes von Tier „B" wird Kopf „A" in Position gebracht, über die metallenen Fixateure mit der Wirbelsäule verbunden und dauerhaft befestigt.

15. Bei Stabilisierung der kardiovaskulären Situation der Kopf-„A"-auf-Körper-„B"-Präparation werden die arteriellen und venösen Katheter sukzessive entfernt und die Gefäße reanastomosiert.

16. Nach erfolgreicher Versorgung der Blutgefäße werden die zuvor durchtrennnten Muskeln und Gewebe des mittleren Halswirbelsäulenbereichs sorgfältig wieder miteinander vernäht.

17. Der Trachealstumpf von Kopf „A" wird mit einem Drainage-Katheter ausgerüstet. Das Tracheostoma von Körper „B" bleibt permanent, um die künstliche Beatmung des „AB-Präparats" zu ermöglichen. Die intravenöse Anästhesie wird beendet und dem transplantierten Gehirn das Aufwachen gestattet.

18. Die mehrfach täglich zu verabreichende adäquate lokale Anästhesie wird nur an der Kopf-„A"-Seite appliziert.

19. Hat das „AB-Tier" sein Bewusstsein wieder erlangt und ist die physiologische Situation stabil, kann es gründlich untersucht werden.

ROBERT WHITE, *Procedure for Brain Transplantation in the Subhuman Primate*

••••••

Auch vom christlichen Standpunkt aus ist ein Affe oder eine Fliege eine von Gott geschaffene Kreatur.

Ja, natürlich, alles sind Kreaturen, die Gott geschaffen hat. Aber ich will damit sagen: Wir sind kreativ, nicht die Insekten. Wir sind das Ebenbild Gottes, und das trennt.

Aber da ist doch sein Gebot: Du sollst nicht töten.

Ich glaube, dieses Gebot gilt nur für Menschen untereinander.

Darüber kann man streiten. Dann würde in der Bibel stehen: „Du sollst keine Menschen töten." Vielleicht auch: „... nicht deine Nachbarn ..." und so weiter. Doch mir fällt gerade ein: Die Israeliten waren ja Viehzüchter, ein wanderndes Hirtenvolk. Das Gebot wird sich wohl nur auf Menschen untereinander beziehen. Allerdings weiß ich auch von Nomaden, dass ihnen das Schlachten von Schafen oder Ziegen – gerade wegen des Tötungsaktes selbst – schwer fällt. Mir erzählte ein Mongole, dass er keine Fische äße, weil man dann viele Male töten müsse, um die Familie satt zu kriegen; beim Schaf dagegen sei es immerhin nur einmal.

Wie soll man sich ernähren, ohne Tiere zu töten?

In unseren Ländern muss nicht unbedingt Fleisch auf dem Speisezettel stehen. Aber es gibt Völker, die wirklich nicht ohne das Töten von Tieren existieren können. Ich selbst konnte mich dem nicht entziehen, als ich einmal eine Reportage in Grönland recherchierte und meine Nahrung selbst jagen musste, weil es dort im ewigen Eis sonst nichts anderes als Krabbentaucher gab. Wenn diese kleinen schwarzweiß gefiederten Vögel erschreckt aus ihren Nestern am Berghang aufstiegen, musste ich sie mit einem Kescher fangen. Ich nahm dann das im Netz verhedderte Vögelchen in die Hand, das so furchtbar zitterte, und drückte auf sein Herz, damit es schnell starb. Und jedesmal fühlte ich mich sehr elend und konnte mich nicht daran gewöhnen.

Ihr Mitgefühl ehrt Sie.

Es ist weniger Mitgefühl, eher eine Frage des Respekts gegenüber Tieren. Der Akt des Tötens eines Tieres ist eigentlich in allen Kulturen durch besondere Maßnahmen und Verbote geregelt. In Grönland haben sich die Inuit früher bei den Tieren entschuldigt, wenn sie eines töten mussten. Heute noch glauben sie, dass sich die Tiere zurückziehen, wenn zuviel gejagt wird – was in gewisser Weise auch stimmt, weil sie aussterben können. Gedanken dieser Art sind in den westlich christlich orientierten Gesellschaften erst in den letzten Jahrzehnten gekeimt – etwa beim Schutz von bedrohten Arten.

Uns, allen Gesellschaften der Welt, ist es ja nicht einmal gelungen, keine Menschen mehr zu töten oder keine Kinder zu misshandeln. Warum klammern wir uns dann an das weniger wichtige Problem mit den Tieren?

Das eine schließt das andere nicht aus. Man kann sich doch um den Menschen sorgen und zugleich auch ums Tier.

Natürlich könnte man meine Experimente kritisieren und fragen: Warum begrenzt du deine Untersuchungen nicht, sodass die Tiere am Leben bleiben und nicht für die Forschung geopfert werden müssen? Aber für viele Leiden, nehmen wir nur einmal Aids, müssen wir auch Forschungen mit Tieren machen, mit Primaten wie Schimpansen. Die Wissenschaft muss doch vorwärts kommen, auf verantwortliche Weise natürlich ...

Aber sie muss nicht weitergehen, damit sie einfach weiter vorankommt. Sie erstaunen mich, weil ich Sie als einen warmherzigen Menschen erlebt habe, der mitfühlend mit Patienten umgeht. Es hat sich für immer in mein Gedächtnis eingeprägt, wie Sie – als ich das eine Mal Ihre Station besuchte – sich um das kleine Mädchen kümmerten, das in tiefem Koma lag. Wie Sie seinen durchscheinenden Körper, der an vielen, vielen Kabeln hing, behutsam zudeckten. Das berührte mich sehr.

Sehen Sie, ich bin eine wundervolle Person. Ich weiß nicht, wie man etwas anderes von mir denken kann. Ich bin fröhlich und nett. Trotzdem beschimpfen Sie mich die ganze Zeit! Doch gerade weil ich mitfühlend bin, habe ich diese Forschungen mit Tieren gemacht.

Mir erscheint es so, als seien Sie zwei Personen wie Jekyll und Hyde. Sie kümmern sich fürsorglich um Leidende und auf der anderen Seite schneiden Sie ohne jegliche Regung das Gehirn eines Affen aus seinem Schädel und hängen es an den Kreislauf eines seiner Verwandten. Für mich handeln Sie da fast wie ein Roboter – kaltherzig.

Kaltherzig ...

Ja, ja, kaltherzig, Sie nehmen das Gehirn dieses armen Tieres und stimulieren die Augennerven.

Und Sie töten die arme Ente, schneiden ihre Brust ab und essen sie.

... und die schmeckt mir auch noch. Aber im Ernst: Das Gehirn des Affens lebte. Und gerade das finde ich so furchtbar. Da es Ihrer Meinung nach noch intakt war, kommt mir das wie Elektroexekution vor. Und danach wurde das Gehirn in die Mülltonne geworfen.

Nein, das legten wir in Formalin, um es weiter untersuchen zu können. Einige Leute haben mir geschrieben, ich sollte doch Babys oder Kinder für solche Experimente nehmen, oder gar Behinderte mit Gehirndeformationen. Das sind die Tierfreunde! Aber eine Seele wie Menschen haben weder Affen, noch Ratten oder Giraffen.

Ganz selbstverständlich nicht. Es wäre ja auch völlig absurd, wenn ein Huhn plötzlich laut gackernd verkünden würde: „Ich habe eine Seele wie Menschen." Aber das Tier ist dennoch beseelt – als Huhn, als Schwein. Es lebt. Mich wundert sehr, wie Sie diesen Punkt betrachten – ganz unwissenschaftlich.

Ich betrachte es im biblischen Sinne.

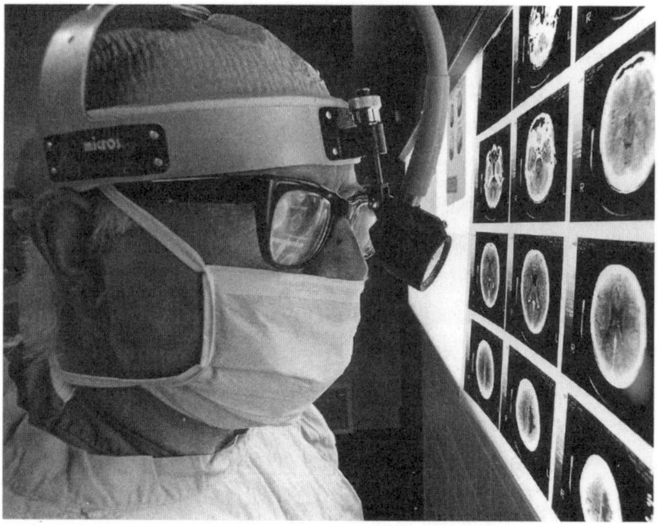

## Wenn eine Ratte Gedanken formt

„Trauen Sie keinem Arzt", ruft Professor White als Einleitung seiner Vorlesung den jungen Medizinern zu. Von den Stuhlreihen im Hörsaal für Ärztefortbildung der Cleveland Clinic schallen verunsicherte Auflacher zurück, die in ein Raunen übergehen: Auf der Projektionswand erscheint das Bild eines Affen, der über Schläuche mit einem Kühlaggregat verbunden ist. Professor White spricht über „zerebrale Kühlung", erläutert, wie man auf einfache Weise die Temperatur im Gehirn eines Menschen auf 15 Grad Celsius herabsetzen kann. „Wie lange kann das Gehirn bei dieser Temperatur ohne Blutzufuhr bleiben?", fragt einer der Ärzte. „Ungefähr eine Stunde", antwortet Robert White, „Sie haben also sogar Zeit, eine Kaffeepause einzulegen." Als eines der Dias über Kopf erscheint, ruft er mit gespieltem Erschrecken: „Oh je, machen Sie es nicht wie hier, sonst fallen Ihnen die Eiswürfel aus der Kühlmaschine, oder stellen Sie jedenfalls das Whiskyglas darunter."

**White**: Wir sind so anders als Tiere, wir sind so einmalig. Alles, was wir haben – Musik, Manuskripte, Häuser, ja Ihr Tonbandgerät – ist von uns erdacht und gebaut. Nur das menschliche Gehirn, dieses einmalige Organ, konnte all das hervorbringen.

**Jungblut**: Aber Sie wissen nicht, was die Tiere kreieren können. Sie wissen es nicht, weil die ihre eigene Welt haben, in die wir nicht hineinsehen können, auch wenn wir es uns manchmal einbilden. Obwohl mittlerweile so viele Bücher darüber geschrieben worden sind, kennen wir die Tiere doch nur sehr, sehr wenig.

**White:** Aber ich habe bisher keine Ratte erlebt, die Romane oder Reportagen schreibt.

**Jungblut:** Ich glaube, wir würden uns wundern, wenn wir einen wirklichen Einblick in die Welt der Ratten hätten. Vielleicht tun sie ganz andere Dinge, die weit kreativer sind und von denen wir nicht die leiseste Ahnung haben. Wir Menschen verstehen uns doch selbst kaum – weder als Gattung noch als Individuum. Warum malen wir Bilder oder schreiben Gedichte? Der eigentliche Grund ist uns doch längst nicht klar. Wollen wir damit unsere Wirklichkeit erklären oder unsere Angst vor dem Sein und dem Tod bannen? Bei einer Ratte gibt es einen solchen kulturellen Hintergrund, der uns dazu treibt, den Pinsel zu schwingen, sicherlich nicht. Also gibt es keine Rattenkunst – vermutlich, aber wer weiß. Das Fazit ist: Wir sind auch Tiere, nur eine andere Spezies.

**White:** Ja, wenn dieses „andere" gottähnliche Eigenschaften beinhaltet. Wir unterscheiden uns so sehr von Tieren. Wir sind so untiermäßig. Natürlich können Tiere spezielle Fähigkeiten haben, die wir nie erreichen. Beispielsweise webt die Spinne einzigartige Netze.

**Jungblut:** Damit bewundern Sie aber nur eine der Eigenschaften von Spinnen. Sie sagen nichts über deren Kunst, Musik, Wissenschaft ...

**White:** Wissenschaft ...? Ich mag ja Spinnen und Ameisen, aber keine von ihnen hat jemals eine Pyramide gebaut.

**Jungblut:** Das ist es doch: Pyramiden bauen nur die Menschen. Eine Ameise würde nie auf die Idee kommen. Wozu auch? Sie baut ihre Hügel lieber für lebende und nicht für tote Artgenossen, und sicherlich sind diese Bauwerke aus deren Perspektive größer als für uns die Pyramiden. Die Blattschneiderameisen legen sich sogar Plantagen an. Und überhaupt, die Fähigkeit, Pyramiden zu bauen, ist kein genereller Maßstab für Intelligenz. Unsere Wissenschaft dient doch zu nichts anderem, als das Überleben des Einzelnen sowie der Gattung abzusichern – als ein Tier, das Mensch genannt wird.

Sie wissen, dass ich die enorme Chance hatte, mein Leben nicht nur im Labor zu verbringen. Ich hatte die Verantwortung, Menschen zu operieren und zu behandeln, Menschen mit den furchtbarsten Leiden, die man sich vorstellen kann. Und das ist der einfache Grund, warum ich mehr Mitgefühl für Menschen als für meine Labortiere entwickelte. Ich habe Sorgen gesehen und Kampf, enormes Vertrauen, Selbstaufopferung und Mut. Das alles ist menschlich. Wie Sie wissen, musste ich mich sehr mit den Tieren beschäftigen. Ich bin zwar kein Primatologe, aber ich habe an vielen Hunderten von Affen operiert, die sehr trainiert waren. Also verstehe ich sie.

Was meinen Sie mit „verstehen"?

Ich weiß, wie nicht-menschlich sie sind und ...

Sicher, sie sind ja auch Affen.

... und wie dumm, sehr dumm, mit sehr begrenzter Intelligenz.

Mit unseren Maßstäben gemessen. Ein Affe braucht auch keine menschliche Intelligenz. Hätte er die, würde er kaum im Wald zurechtkommen. Das Beispiel wird vielleicht klarer, wenn man eine Spinne betrachtet. Von Ihrem Standpunkt aus muss sie äußerst dumm sein, weit dümmer als ein Affe, auch wenn Sie so sehr ihren Netzbau bewundern. Aber was würde es einer Spinne bringen, wenn sie die Intelligenz eines Menschen hätte? Nichts. Sicherlich wäre es ein Nachteil.

Dass diese Tiere eine andere Intelligenz als Menschen besitzen, gibt Ihnen doch lange kein Recht, ihr Gehirn herauszuschälen und damit zu experimentieren ...

Ich muss Ihnen in einer Sache Recht geben: Im Gehirn des Menschen können wir weder einmalige chemische Reaktionen noch spezielle Moleküle finden, die nicht auch im Rattengehirn zu finden sind. Aber empfinden Ratten deshalb etwas so Differenziertes wie, sagen wir, Sünde?

Es ist ein Irrtum zu glauben, dass eine Ratte nicht denken und nicht fühlen kann, dass sie kein Empfinden dafür hat, was sie in ihrer Rattengemeinschaft tun und lassen darf. Was wir für Sünden halten, bezieht sich letztlich nur auf Verhaltensregeln, die für Menschen zugeschnitten sind. Der ganze Sündenkanon ist doch nichts anderes als eine Art Tabu-Kodex, der das Verhältnis des Einzelnen zu seiner Umwelt regelt. Die Ratten haben vielleicht ein Rattensündengefühl. Das heißt, dass ihr Verhalten gegenüber Tieren ihrer Art von verschiedenen Regeln bestimmt wird.

Bei Schimpansen hat man erst jetzt herausgefunden, dass sie diese sozialen Regeln erlernen. Sie sind also nicht genetisch programmiert, wie man bisher dachte, sondern eine affenkulturelle Leistung. Ähnlich wird es auch eine rattenkulturelle Leistung geben und, wenn Sie so wollen, so etwas wie eine Rattensünde.

Ich glaube, die meisten Leute werden Ihnen nicht zustimmen. Sie werden sagen, dass eine Ratte unmöglich solche Gefühle haben kann. Neurobiologen werden Ihnen vorhalten, dass zwar die chemischen Reaktionen bei Mensch und Tier gleich, aber die Komplexität des Gehirns beim Menschen größer ist.

Vielleicht ist das Rattengehirn simpler aufgebaut oder, sagen wir lieber, anders. Wir messen deren Gehirn mit den Kriterien unseres Gehirns. Vielleicht gibt es Tiergehirne, die anders als unsere konstruiert und dennoch komplexer sind, aber wir können es nicht erkennen, da wir nichts darüber wissen. Weil wir Macht über andere Tiere ausüben können, gehen wir immer davon aus, dass unser Gehirn die Krone der Schöpfung sei. Komplexität ist kein genereller Maßstab für Denk- oder Empfindungsprozesse. Oft ist gerade die Einfachheit einer Struktur oder eines Geräts die Voraussetzung dafür, dass es höchst komplizierte Operationen ausführen kann. Wenn ein System einfach ist, funktioniert es oft effektiver und ist weniger störanfällig.

Ja, richtig. Einfachheit schließt nicht unbedingt Effizienz aus.

Vielleicht verhält sich so das Gehirn der Ratten. Sie haben eine hervorragende Überlebens- und Reproduktionsrate, obwohl der Mensch sie hartnäckig verfolgt. Außerdem: Warum sollten sie ein komplexeres Gehirn entwickeln? Und das Gehirn von Ameisen? Jeder würde es als noch primitiver als das der Ratte empfinden.

Genau: sehr primitiv.

Neuere Forschungen zeigen jedoch, dass alle winzigen Gehirne einer Ameisenkolonie vermutlich als Gesamtgehirn funktionieren. Jedes ihre kleinen Gehirne ist vielleicht mit einer unserer Gehirnzellen oder Synapsen, jenen kleinen Denkschaltern, vergleichbar. Die amerikanische Forscherin Deborah Gordon meint sogar, dass es bei den von ihr beobachteten Kolonien überhaupt keine Hierarchien gibt – so wie bei den Zellen im Gehirn. Beides sind also sich selbst regulierende Systeme. Jeder kann diese These überprüfen: Wenn man eine Ameise von den übrigen isoliert, ist sie verloren, wird verrückt, dreht sich im Kreis und verendet irgendwann, weil sie die Verbindung zum übrigen Gehirn verloren hat. Dem-

> nach ist ein Ameisenhügel ein komplexes, kollektives Gehirnsystem, das man bis vor kurzem nicht als solches erkennen konnte oder wollte.

Ich begrüße Ihre Begeisterung über die Komplexität der Handlungen von Ameisen, ihr Zusammenwirken und so weiter. Diese Sicht finde ich höchst interessant. Aber die meisten Tierpsychologen oder Verhaltensforscher, die sich zum Beispiel mit Insekten beschäftigen, werden Ihnen erzählen, dass dieses Verhalten Ihrer Ansicht nach nicht durch den Geist, sondern durch Programme gesteuert wird.

> Affen, Ratten oder Ameisen müssen sich, ebenso wie der Mensch, ein Abbild der Welt im Gehirn schaffen. Wollen Ameisen beispielsweise fliehen, müssen sie in der Regel zwischen verschiedenen Fluchtwegen wählen. Das können sie nur, wenn sie überlegen und ihre Schlüsse ziehen und eine Entscheidung treffen. Und die fällt individuell und je nach Situation unterschiedlich aus.

Ja, da stellt sich die Frage des Bewusstseins. Viele Autoren versuchen, das zu klären. Für mich ist Bewusstsein ein Erkennen, ein Registrieren der Umwelt. Daher glaube ich, dass ein Affe es hat, ebenso ein Hund oder ein Fisch. Bewusstsein ist ein Gehirnprozess. Es ist nicht ein Privileg der Menschen, selbst wenn viele Wissenschaftler vom Gegenteil überzeugt sind. Auch das Tier, das entsprechend der Struktur seines Gehirns handelt, erkennt seine Umwelt. Es kann sehen, hören, riechen, tasten. Ein Hund rennt ja nicht gegen die Wand, er weicht ihr aus oder findet die kleine Pforte. Man kann das Bewusstsein durch einen sehr kleinen Schnitt im Gehirn beseitigen, indem man beispielsweise einen kleinen Draht ins Stammhirn einer Katze einführt und einen Stromstoß hindurchschickt. In dem Moment fällt das Tier in tiefes Koma und, wenn der Stromstoß nicht zu hoch ist, wird es gleich wieder aufwachen, wie aus einer Narkose. Das ist also Bewusstsein – ein fragiler Zustand und keine exklusive Eigenschaft des Menschengehirns. Bewusstsein ist ein grundlegender Wesenszug, der auf die eine oder andere Weise bei den meisten Tierarten vorkommt, vermutlich sogar bei allen. Dennoch findet man bei den Tieren, anders als bei uns, wenig oder keine Individualität, keine Erfindungsgabe und so weiter.

Beobachten Sie einmal eine Rotte von Affen, und Sie werden feststellen, dass jedes Tier seine Eigenheiten, mithin Individualität hat. Und was die Erfindungsgabe betrifft: Sie lobten doch so sehr das Spinnennetz. Ein anderes kleines Wunder ist der Wabenbau der Bienen. Wir sollten uns hüten, andere Lebewesen zu unterschätzen. Wofür arbeitet das Gehirn von Mensch und Tier? In letzter Konsequenz soll es dem Wesen das Überleben sichern.

Wenn man jetzt die irdische Verweildauer des Menschen mit dem in Nordaustralien und Indonesien heimischen Salzwasser- oder Leistenkrokodil vergleicht, müsste man zu dem Schluss kommen: Da wir nur knapp eine Million Jahre existieren, dieser Archosaurier aber schon 50 Millionen Jahre, ist er definitiv die intelligentere Spezies, obwohl er nur ein walnussgroßes Gehirn hat. Ähnliches gilt für die Kakerlake, deren Gehirn noch viel kleiner ist. Sie lebt quasi seit dem Kambrium hier, seit 400 Millionen Jahren.

Das ist eben das Wunderbare. Solche Tiere haben oft nur sehr kleine Gehirne mit ein paar hundert Neuronen, verbunden durch Synapsen, und sind dennoch zu enormen Leistungen fähig. Noch einmal muss ich das Netz einer Spinne erwähnen. Das zeigt aber lediglich, dass diese Tiere an ihre Umwelt gut angepasst sind.

Sie denken so komplex, wie es für das Überleben ihrer Spezies nötig ist. Sie denken nicht wie Menschen. Und vermutlich sehen sie die Welt auch nicht so wie wir, sondern vielleicht als Striche und unterschiedlich helle Lichtfahnen oder – unvorstellbar für uns – noch weit anders. Selbst Menschen haben unterschiedliche Wahrnehmungsmöglichkeiten. Im Pazifik lebt ein Insulanervolk, das durch eine Veränderung der Gene nachweislich keine Farben sehen kann.

Dennoch: Selbst von Gorillas, Schimpansen und Rhesusaffen glaube ich nicht, dass sie Gedanken haben, die in irgendeiner Weise mit unseren vergleichbar sind.

••••••

**Kriterien für Intelligenz**

Wenn man bedenkt, was eine streunende Katze leisten und richtig bewerten muss, um in Frankfurt zu überleben, dann erhält man bessere Kriterien für Intelligenz, für intelligentes Verhalten, als die der Intelligenztests, mit denen hochselektiv ein paar instrumentale Fähigkeiten geprüft werden können.

WOLF SINGER, Max-Planck-Institut, Frankfurt

••••••

Den Terminus „menschliche Gedanken" benutzen wir meist nur, um uns selbst zu bestätigen, dass wir das führende Lebewesen auf Erden sind. Diese Arroganz anderen Kreaturen gegenüber hat sich besonders durch das Christentum verbreitet und über viele Jahrhunderte der Wissenschaften bemächtigt. Bei so genannten Naturvölkern, nehmen wir einmal die australischen Aborigines, würde niemand auf die Idee kommen, ein Krokodil für dümmer als den Menschen zu halten. Diese Völker hatten nie die Idee der Überlegenheit.

Ich will nicht das Wort „Gedanken" breittreten. Ich stimme Ihnen zu, dass diese Tiere ein Bewusstsein haben. Das heißt lediglich, dass sie ihre Umgebung erkennen und darüber ein Wissen entwickeln. Sogar eine Ameise kann es. Dass wir dennoch den Tieren überlegen sind, liegt daran, dass wir auch Zusammenhänge erkennen, die nicht offensichtlich sind und über andere Kreaturen reflektieren und sprechen können, wozu diese nicht fähig sind.

Woher wissen Sie das? Die haben vermutlich ganz andere Wege und Methoden zu kommunizieren – in einer eigenen, ihren Lebensverhältnissen entsprechenden Weise, die uns verschlossen ist. Vielleicht haben sich sogar Ihre Rhesusaffen lange über „diesen Professor White" ausgetauscht, während sie in den Käfigen auf die Operation warten mussten.

Köstlich. Und Sie meinen jetzt sicher, dass sie sich böse über mich geäußert haben.

Nein, nein, sie fanden es ehrenvoll, für Belange der Menschen sterben zu dürfen.

Vergessen Sie nicht, dass solche Versuche auch der Tiermedizin dienen.

Ja, für Haus- oder Zuchttiere, und dadurch kommt es wieder dem Menschen zugute. Sehr raffiniert.

Jetzt bestätigen Sie ja meine Meinung. Alle Studien, die wir über Tiergehirne und deren Komplexität gemacht haben, zeigen, dass sie zu solchem Denken nicht fähig sind.

Solche Studien suchen danach, ob Tiere denken wie Menschen. Sie basieren auf Kriterien, die für unser Denken zutreffen. Die Fragestellungen solcher Forschung sind Menschengehirnen entsprungen und deshalb nicht geeignet, völlig fremde Realitäten sowie andere Formen der Intelligenz zu erkennen. Aber Tiere brauchen nicht die so genannte Komplexität des Menschengehirns.

Klar, wir studieren auch das Gehirn mit unserem Gehirn. Da beißt sich der Hund in den Schwanz. Mich betrübt einfach, dass es heute weit leichter ist, Menschen zu operieren als Ratten.

Weil die Menschen ihr Einverständnis dafür abgeben können. Ich würde mich wundern, wenn einer der Affen zu verstehen gegeben hätte: „Reißt mir das Gehirn aus dem Kopf. Ich will der Wissenschaft der Menschen dienen!"

Wir wollten uns nett unterhalten, und jetzt halten Sie Gericht über mich. Ich bin durch die Tierkriege gegangen, musste mich gegen diese Horden von Tierschützern verteidigen. Zugleich hat mir noch nie jemand gesagt: Wir lehnen für unsere Tochter oder unseren Sohn diese Operationsmethode oder dieses Medikament ab, weil es mit Tierversuchen entwickelt wurde. In den vielen, vielen Jahren, in denen ich hier in Cleveland die neurochirurgische Abteilung geleitet habe, ist niemand mit einem derartigen Einwand gekommen. Wo sind diese Tierschützer? Weder sie noch ihre Verwandten werden wohl jemals ernstlich krank.

## In der Haut eines Fremden

Ein Teil der White-Familie hat sich versammelt, um das Osterfest im Elternhaus zu feiern – eine weiße, von alten Bäumen umstandene Holzvilla in Clevelands grünem Vorort. Nur vier der zehn erwachsenen Kinder sind mit ihren Familien gekommen. Doch das Haus bebt. Mit rauchiger Stimme ruft Patsy, Professor Whites Frau, zum Essen. Sie ist am Tisch der Mittelpunkt, so wie auch bis heute in der Familie. Ihr Mann dagegen hatte tags und häufig auch nachts in der Klinik für den Unterhalt der vielen Kinder gesorgt. Doch einmal im Jahr, um seine Frau zu entlasten, war Robert White mit den Kindern für eine Woche an den nahen Eriesee gefahren. „Und da hat er uns in den Vergnügungspark geschickt und sich selbst auf eine Parkbank gesetzt und gelesen", mokiert sich seine Tochter Marguerite. „Na, hör mal", beschwert sich der amüsierte Vater, „ich habe die ganze Zeit da gesessen und die eine gekaufte Eintrittskarte für euch mit der Hand mühsam neun Mal kopiert. Jeden Tag aufs Neue. Für alle hätte das Geld nicht gereicht."

**White**: Und ich sage: „Fürchtet euch nicht; ihr werdet einen neuen Körper von mir erhalten!"

**Jungblut**: Was soll ich mit einem neuen Körper?

**White:** Der hält Ihr Gehirn noch besser in Betrieb. Und wenn es eines Tages jemandem im – sagen wir – Max-Planck-Institut gelingen sollte, Ihr Rückenmark wieder zusammenzunähen, dann werden Sie sich wirklich an Ihrem neuen Körper erfreuen können.

**Jungblut:** Aber wer genau überlebt da? Was? Die Gehirnzellen, die Materie? Ich glaube kaum, dass dieser Mensch noch dieselbe Identität hat. Der englische Philosoph David Hume schlug sich schon im 18. Jahrhundert mit der Frage der Identität herum.

**White:** Nun, ich glaube, das ist keine Frage mehr. Sie leben in Ihrem Gehirn. Sie sind Ihr Gehirn. Die Person mit dem neuen Körper ist Jungblut.

••••••

**Montage II**

Sita, was hast du gemacht? Oder, was ist geschehen? Oder was hast du geschehen machen in deiner Huschlichkeit? Du hast dem einen den Kopf des anderen aufgepaßt und festgesegnet. Nicht als die, die sie waren, erstanden dir Gatte und Freund, sondern in verwechselter Anordnung: du gewahrst Nanda – wenn derjenige Nanda ist, der seinen populären Kopf trägt – in dem Hemdrock, dem Hosenschurz, die Schridamans feinen und speckigen Körper umhüllen; und Schridaman – wenn die Figur so bezeichnet werden darf, die mit seinem milden Haupte versehen ist – steht vor dir auf Nanda's wohlschaffenen Beinen. Die Geopferten lebten, aber sie lebten vertauscht.

„Vergebt mir, wenn ihr könnt!" rief sie. „Vergib du mir, bester Schridaman" – und sie wandte sich mit Betonung an dessen Haupt, indem sie den damit verbundenen Nanda-Körper geflissentlich übersah –; „vergib auch du mir, Nanda!" – und wieder redete sie zu dem betreffenden

Haupt empor, indem sie es trotz seiner Unbedeutendheit als die Hauptsache und den damit verbundenen Schridaman-Leib auch jetzt als gleichgültiges Anhängsel betrachtete.
Da sprach Nanda: „Das eine aber muß ich sagen: Mein armer Kopf kann nicht umhin, für den Leib zu denken, der ihm zuteil geworden. Mir ist mein Leib die Hauptsache, und darin denke ich nach dem Sinn der Ehe, in der auch der Leib die Hauptsache ist, denn mit ihm werden Kinder gezeugt und nicht mit dem Kopf. Ich möchte den sehen, der mir bestreitet, daß ich der Vater des Früchtchens bin, das Sita im Schoße trägt."
„Aber nimm doch deinen Kopf zusammen", rief Schridaman, indem er die kräftigen Glieder unwillig regte, „und besinne dich auf dich selbst! Bist du Nanda, oder wer bist du?"
„Ich bin Nanda", erwiderte jener, „aber so wahr ich diesen Gattenleib mein eigen nenne und von ihm Ich sage, so wahr ist die ringsum schöngliedrige Sita mein Weib und ihr Früchtchen ist mein Erzeugnis."
„Wirklich?" erwiderte Schridaman mit leise bebender Stimme. „Ist es das? Ich hätte das nicht zu behaupten gewagt, als dein gegenwärtiger Leib noch der meine war und bei Sita ruhte. Denn nicht er war es, wie aus ihrem Flüstern und Lallen zu meinem Leide hervorging, den sie in Wahrheit umarmte, sondern der, den ich nunmehr mein eigen nenne. Indem du dich, unter hartnäckiger Berufung auf deinen Eheleib, zu ihrem Gatten aufwirfst, mir aber die Rolle des Ehefreundes zuweist, legst du eine tadelnswerte Ichsucht an den Tag. Ich habe befürchtet, daß du dich meines Leibes schämen möchtest, aber mein ehemaliger Leib könnte sich ja deines Kopfes schämen, in solche Widersprüche verwickelst du dich, indem du einmal den Kopf und einmal den Körper als das Ehewichtigste hinstellst, genau, wie es dir paßt!"
Sita blickte verwirrt von einem zum anderen. Dann barg sie ihr Gesicht in den Händen und weinte.
„Ich kann es nicht", schluchzte sie. „Zwingt mich, bitte, nicht, mich zu entscheiden ..."

THOMAS MANN, *Sämtliche Erzählungen,* S. Fischer Verlag

••••••

**Jungblut:** Leider bin ich das eben nicht mehr. Ich bin jemand anderer.

**White:** Was heißt das, jemand anderer? Was ist mit diesem Typ in Frankreich und mit dem in Louisville, Kentucky, denen sie neue Hände angenäht haben? Die sind doch auch nicht jemand anderer geworden!

**Jungblut:** Da ist doch wohl ein kleiner Unterschied zwischen einem ganzen Körper und zwei Händen ...

Was ist da anders? Sie bekommen gleich mit den Händen einen schönen, neuen Körper.

Ich bin nicht nur mein Gehirn. Zu meiner Persönlichkeit gehört alles zwischen Scheitel und Sohle.

Nein, sie ist nur in Ihrem Gehirn. Sie denken, die Persönlichkeit steckt auch in Ihren Händen ...

Sie steckt nicht direkt dort, aber meine Hände und Füße sind Teil meiner Persönlichkeit. Meine Identität ist meine gesamte Erscheinung. Hätte Ihre Frau Sie geheiratet, wenn Sie beispielsweise den Körper eines Zwergen gehabt hätten? Oder, noch anders: Sie kriegen den Körper eines Zwergen, kommen nach der Operation nach Hause und sagen zu Ihrer Frau: „Nichts an meiner Persönlichkeit hat sich verändert. Du kannst mich lieben wie zuvor!" Was würde sie wohl antworten?

Was ist mit einem Menschen, der starke Verbrennungen an Körper und Gesicht hat?

Der würde sich auch ändern, sicher.

Sie meinen in seiner Persönlichkeit ...?

Sicher! Wunden und Narben werden Teil der Persönlichkeit und auch der Identität. Wenn Sie diesen Menschen – nehmen wir an, ein Nachbar von Ihnen – auf der Straße treffen, erkennen Sie ihn vermutlich zuerst nicht und werden sich fragen: Ist er es?

Aber das ist nur, wie er von außen wahrgenommen wird. Natürlich, wenn mein Körper durch Verbrennungen sehr entstellt ist, werde ich vielleicht depressiv und das Treffen mit anderen wird mir sehr unangenehm und peinlich sein. Es könnte sein, dass ich dann nicht mehr aus dem Haus gehe. Aber es liegt nicht an meinem Gesicht, dass ich nicht nach draußen gehen mag, sondern an meinem Gehirn.

Dass Sie verschreckt und verstört sind, ist dann Teil Ihrer Persönlichkeit geworden: wie Sie sind, wie Sie sich verhalten, wie Sie auf ihre Umgebung reagieren, wie Sie sich selber empfinden.

Es gibt einige Studien über den vom Hals abwärts gelähmten Mr Reeve...

Der veränderte sich sicher auch.

So weit wir wissen, veränderte er sich kaum. Sehr interessant. Hier ist ein Mann, der nicht selbst atmen kann, der nichts mehr bewegen kann, der nichts mehr unterhalb des Halses fühlen kann. Und der zeigt keine negativen psychischen Veränderungen. Was könnte noch furchtbarer sein, als dass man plötzlich aufwacht und nichts mehr bewegen kann?

Es erscheint mir seltsam und sehr zweifelhaft, dass sich dieses Leiden überhaupt nicht in seinem Ich, in seinem Gemüt und seinem Geist widerspiegeln soll. Doch die Tatsache, dass er vom Hals abwärts nichts mehr bewegen kann, ist Teil seiner Identität geworden.

Bei Mr Reeve wirkte der Unfall fast wie bei jemandem, der eine Psychotherapie hinter sich hat. Natürlich kann sich dadurch die Persönlichkeit etwas wandeln. Aber, wie ich schon sagte: Das Gehirn ist der Ort, an dem solcher Wechsel stattfindet – auch einer des Selbstgefühls. In diesem Fall war es sogar eine positive Veränderung, obwohl Mr Reeve nicht einmal mehr ein Mann, sondern nur ein Kopf auf dem Kissen ist.

Es geht mir allerdings nicht darum, ob er sich schlecht oder gut fühlt, sondern dass dieses Leiden nun zu seiner Persönlichkeit gehört. Er kann nicht aufstehen, wenn er es gerade möchte. Er kann sich nicht einmal strecken. Die Tatsache, dass er jetzt paralysiert ist, bestimmt ihn. Die Lähmung ist deshalb Teil seines Selbst geworden. Aber zurück zum Mann mit dem neuen Körper: Er fühlt sich selbst und seine Umwelt völlig anders – vorausgesetzt, man kann das Rückenmark zusammenfügen. Er hat jetzt in der neuen Hand bessere oder vielleicht auch schlechtere Nervenverbindungen als in seiner ursprünglichen Hand. Es sind nicht seine Finger, die etwas anfassen. Also wer ist es, der dort etwas berührt? Wenn er mit diesen Händen jemanden tötet, dann könnte er sogar auf die Idee kommen zu sagen: „Das waren nicht meine Hände, sondern die meines Körperspenders."

Eine Hand ist nur ein Instrument. Man macht ja auch nicht den Revolver für einen Mord verantwortlich. Nein, nein: Das Gehirn führte die Hand. Ich meine, diese wundervollen Arme und Beine, die wundervollen Augen und Ohren, alles ist nur für mein kleines, altes Gehirn da.

••••••

**Die falsche Hand II**

Anfang 1999 erhielt in den Vereinigten Staaten der 37-jährige Mathew Scott am Zentrum für Handchirurgie in Louisville, Kentucky, eine neue Hand. Sie stammte, wie er später erfuhr, von einem Mörder.

*Frankfurter Allgemeine Zeitung*

••••••

Das ist unbestreitbar. Aber umgekehrt ist das Gehirn für den Körper da. Diese Gegenseitigkeit schafft die Einheit. Und die zerstört Ihre Operation. Ihr Gehirn, die Substanz, lebt länger. Aber Sie, wie Sie vorher waren, existieren nicht mehr.

Nein, nein! Sie werden sehen, dass ich dann nicht anders rede und mich sehr wohl fühle. Ich bekomme ja nicht Organe aus verschiedenen Körpern. Sie sind wie maßgeschneidert, weil sie alle zu einem einzigen Körper gehören. Wenn ich vom Hals abwärts paralysiert bin, mein Körper wegen der Unterversorgung langsam verfällt und dann vorschlägt, mir einen neuen Körper zu geben, dann rufe ich: „Wo ist der OP-Tisch?"

Es ist nicht mehr der Dr. White, den jeder zuvor kannte. Der ist tot.

Es ist vermutlich ein besserer Dr. White, mit viel frischem Blut dank der besser arbeitenden Lunge und dem kräftigeren Herz. Und mein Gehirn lebt damit sehr gut.

Da steckt Ihr Denkfehler. Vorher hatten Sie bestimmte Organe, Arme, Beine, Hände, Füße, Sinne, über die Sie mit Ihrer Umwelt Verbindung hielten und die Ihr Gehirn stimulierten. Das alles zusammen bildete Ihre Identität, Ihre Persönlichkeit. Sie waren zum Beispiel mit Ihren Fingern sehr geschickt, konnten damit präziser als andere arbeiten, was Ihre Kollegen so rühmen. Nun haben Sie neue Organe und neue Glieder, andere Hände. Sie werden auf jeden Fall damit anders fühlen und, vielleicht, nicht mehr so sensibel wie vorher. Womöglich können Sie damit nicht mehr so präzise operieren. Und das soll nicht Ihre Persönlichkeit verändern?

Es gibt unzählige sorgfältige Untersuchungen an Patienten, deren Niere ausgewechselt oder deren Herz transplantiert wurde. Man hat keine psychische Veränderung festgestellt.

Ein Beispiel: Das Herz eines kräftigen Motorradfahrers schlägt jetzt in der Brust einer Frau.

Ich weiss, was Sie sagen wollen. Es arbeitet nur anders im mechanischen Sinne.

Ja, aber die Frau fühlt es – klopfen, hämmern, pulsieren. Sie fühlt, dass es anders schlägt als ihr ursprüngliches Herz. Schon das berührt die Identität.

Dennoch zeigten die Studien keine Veränderung der Persönlichkeit. Das Herz muss ja nicht genau gleich schlagen, damit Sie eine Kontinuität spüren. Wichtig ist nur, dass Blut in Ihr Gehirn gelangt.

Es kann sein, dass die Frau dieses andere Klopfen ignoriert, sogar verdrängt. Es kann auch sein, dass sie es überhaupt nicht spürt oder dass sie es nicht stört. Und dennoch gehört es jetzt zu ihr. Aber ihr Ich begann in der Einheit von Körper und Geist zu existieren. Ein Mensch besteht zwar aus Organen, ist aber selbst ein Organismus. Und jetzt kommen Sie und meinen, Sie können wichtige Teile dieses Organismus auswechseln, ohne dass der sich verändert.

••••••

**Körpersignale II**

Auch mein Geschmack hat sich verändert. Mein Gaumen fordert Saures. Keine Süßigkeit, kein Feingebäck lockt mir das Wasser unter die Feinschmeckerzunge. Früher habe ich von Knusperhäuschen geträumt, in denen man spazierengehen und Marzipanstangen vom Treppengeländer pflücken kann. Das ist vorbei. Heute lasse ich jeden Pudding für eine Senfgurke stehen. Keine Schokolade bitte, keine Sahnetorten. Im Café frage ich nur noch nach Käsebrötchen und Lachs. Als sei meine Zunge in Mexico geboren, lechzt sie nach scharfen Gewürzen und Kräutern, nach Chili, nach Peperoni. Früher hatte ich über schwarzem Pfeffer geweint, jetzt streue ich ein paar Extrakörner in meine Sauce.

Er ist es. Er. Es ist sein, des Fremden Geschmack auf meiner Zunge. Seine Lieblingsgerichte dampfen mir in die Nase. Er bittet mich, ihn mit den Säften zu tränken, an die er gewöhnt ist. Saures! Er fordert immer wieder Saures. Er bringt sich pikant in Erinnerung. Mein neuer Gefährte hat seinen eigenen Hunger, und seit ich ihn durch meine Tage trage, dufte ich herber. Sein Schweiß, mein Schweiß. Er läuft mir im Munde zusammen. Er schleicht sich als eine Leere in meinen Magen und weckt mich um Mitternacht. Kichernd erwische ich uns vor dem Kühlschrank, wo ich ihm einen späten Imbiß serviere.

Alle lachen, wenn ich so rede. Meine Fantasien haben großen Unterhaltungswert, reizen meine gebildeten Gäste aber stets zum intellektuellen Widerspruch. „Aber es ist doch bloß eine Niere!" höre ich sie protestieren, wenn ich von dem Fremden und seinen Signalen erzähle. Alle wissen es besser als ich. Eine Niere, ein Filterorgan. Tausend Papillen, mehr nicht. Eine dicke Bohne im hinteren Bauchraum. Das wär's. Mark und Rinde und Kapseln. Und bloß eine Million Glomeruli, Schlingen aus Blutkapillaren. Mehr nicht. Bereiten Primärharn. Filtern und pumpen und besorgen den Austausch der Stoffe.
„Machst du immer noch Diät?" wollen sie wissen, wenn sie mich bei meinen neuen Gelüsten ertappen. Alle wundern sich über den neuen Appetit. Die Riesensalate. Die Petersilienmuster im Eintopf. „Du lebst wohl gesund?" heißt es ironisch. „Du warst doch früher nicht so auf die Vitamine bedacht!"
Ausgeträumt sind die Zuckerträume. Niemand versteht meine deftigen Vorlieben. Kommt das vom neuen Stoffwechsel, von der Entgiftung? Jetzt, wo nichts mehr metallisch schmeckt, stellen sich meine Geschmacksnerven um. Wie plattgedrückte Härchen, die sich einzeln in die Höhe richten. Erst jetzt kann ich die Gewürze und Kräuter auf Anhieb unterscheiden; darum schmecken sie mir. Oder hat mir der Operateur auch die Zunge vertauscht?
SUSANNE KRAHE, *Adoptiert: Das fremde Organ*, Gütersloher Verlagshaus, Gütersloh

••••••

Was ist mit meinem Affen? Sie haben ihn im Film gesehen.

Ja, ich habe gesehen, dass er an einem Stock kauen konnte und Grimassen schnitt.

War er ein Affe oder nicht?

Die Frage ist hier nicht: Affe, ja oder nein? Die Frage ist: Welcher Affe ist es jetzt? Ein Mr Reeve hätte in der Situation vielleicht an einem Löffel herumgekaut. Aber das sagt doch nichts darüber aus, ob man nach dieser Operation wirklich noch Mr Reeve vor sich hat. Wenn Mr Reeve nach einem Unfall querschnittsgelähmt bleibt, ist das für den Organismus Mensch ein natürlicher Prozess, der sich schon millionenfach ereignet hat. Dieser Mensch ist zwar nicht heil, aber noch ganz. Einen wesentlichen Teil von sich spürt er nicht, seine Psyche hat sich etwas gewandelt, auch seine Persönlichkeit, aber die Kontinuität des Selbst ist erhalten geblieben. Nun wollen Sie mit handwerklich-technischem Geschick aus einzelnen Teilen einen neuen Organismus zusammensetzen.

••••••

**Selbst-Bewusstsein I**

Bewusstsein ist für mich eng mit der Aufrechterhaltung und Regulierung des Lebens verbunden. In vielen anderen Theorien wird Bewusstsein nur auf kognitive Prozesse zurückgeführt. Ich dagegen behaupte, dass man den ganzen Körper einbeziehen muss: Jedesmal wenn wir ein Objekt wahrnehmen, ändert sich etwas im Organismus. Das sind zunächst einfach metabolische Prozesse, die körperliche Emotionen entstehen lassen, die im Gehirn zu Gefühlen verarbeitet werden und auf den Körper zurückwirken. Das Selbst ist quasi das Gefühl dessen, was in einem biologischen Körper geschieht. Dieses Bewusstsein dient in erster Linie dem Organismus das Überleben zu sichern.

NEUROLOGE ANTONIO DAMASIO, Die Zeit

••••••

Wenn es einen traumatischen Bruch gibt, dann den, nach einem Unfall mit bewegungslosem Körper zu erwachen – wie eine meiner Patientinnen, ein 17-jähriges Mädchen. Sie kam von einer Landparty, war Farmqueen.

Sicher, ein furchtbarer Einschnitt. Doch sie befindet sich weiterhin in ihrer Haut. Sie ist immer noch sie selbst.

Man wird feststellen, dass dieses Mädchen zunächst eine Depression erleidet. Sie wird sehr traurig, sehr unglücklich. Sie kommt vielleicht an einen Punkt, an dem sie das Beatmungsgerät ausschalten möchte.
Aber es ist seltsam, solche Menschen erholen sich nach ein paar Wochen. Und irgendwann sind sie sehr empfindlich, wenn jemand an das Beatmungsgerät geht und es ausschalten könnte. Sie akzeptieren, dass ihr Leben nur noch darin bestehen wird, nichts anderes als ein Kopf auf dem Kissen zu sein. Sie durchlaufen verschiedene Stadien, sind zunächst unkommunikativ, haben keine Lust zu sprechen. Und irgendwann hat sich ihre Persönlichkeit stabilisiert, manchmal ist sie vielleicht sogar gewachsen.

> ... und irgendwann, wenn ihre Organe zu versagen drohen, bekommt so eine Frau von Ihnen einen neuen Körper. Dann aber steckt sie nicht mehr in ihrer Haut, sondern in der eines Fremden.

Aber Christian, wenn Sie jemandes Persönlichkeit ändern wollen, müssen Sie dem nur kräftig genug auf den Kopf schlagen. Sie müssen ihn nicht erst an einen neuen Körper hängen. Wir sprechen über todkranke Menschen, die ohne Operation bald sterben würden. Ich kann mir schlecht vorstellen, dass einer von ihnen sich den Luxus erlauben würde, Gedanken über die Identität zu verschwenden.

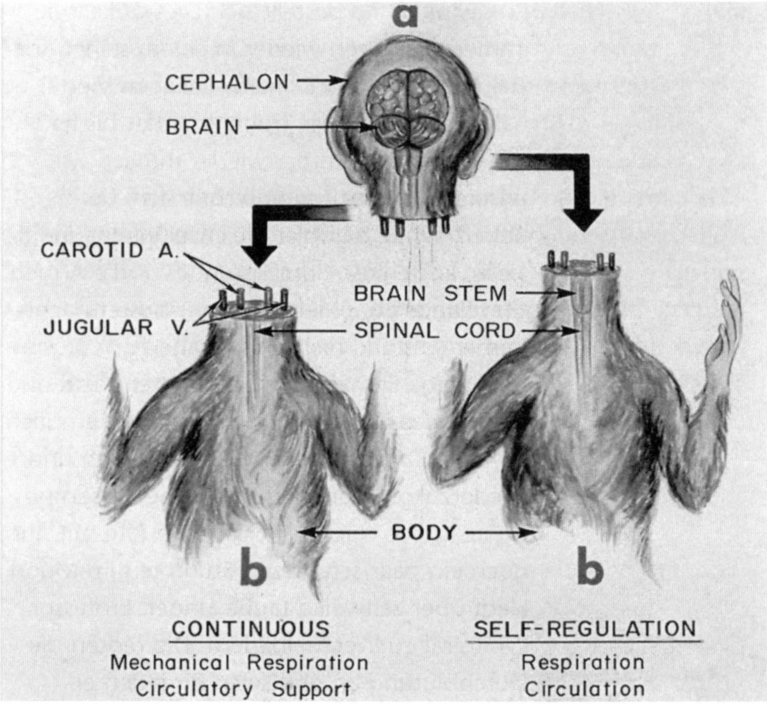
a
CEPHALON
BRAIN
CAROTID A.
JUGULAR V.
BRAIN STEM
SPINAL CORD
BODY
b
b
CONTINUOUS
Mechanical Respiration
Circulatory Support
SELF-REGULATION
Respiration
Circulation

## Auf der verzwickten Suche nach der Identität

Professor White bestellt sich Diet Coke, wie immer. Wir sitzen wieder in einem seiner Spezialbüros, dem McDonalds-Lokal im Viertel nahe der Klinik. Der Trubel brandet bis zu unserem Tisch. Immer wieder müssen wir unsere Unterhaltung unterbrechen, denn Robert White hält hier gleichzeitig eine inoffizielle, kostenlose Sprechstunde für die Armen Clevelands ab. „Meine Tochter hustet nachts immer so stark, nicht auszuhalten ...", stöhnt eine junge Schwarze im geblümten Kleid und schiebt das Kind vor. Professor White empfiehlt ihr, eine Salbe vom Drugstore zu holen und wiederzukommen, falls sich keine Besserung einstellt. Die Nächste, bitte. Eine Alte mit nur noch ein paar schwarzen Stümpfen im Mund klagt über zeitweilig taube Finger. Professor White rät zu Wechselbädern. Die regten die Durchblutung an und seien für jeden erschwinglich. „Und Handschuhe tragen", schnurrt er, „das hilft auch." Der Nächste, bitte. Ein Mann in völlig verdrecktem Hemd und mit speckigem Haar baut sich vor ihm auf: „Ich wollte mich nur bedanken. Der Kopfschmerz ist weg." Professor White blinzelt, scheint in seinem Gedächtnis zu kramen, was er dem Mann empfohlen hatte. „Hervorragend", ruft er schließlich, „bleiben Sie dabei." Dann stutzt er und posaunt in plötzlicher Erleuchtung: „Ich hatte es doch gesagt: einfach die Biermarke wechseln."

**Jungblut**: Stellen Sie sich doch einmal die Frage: Was bin ich? Wie würden Sie sich beschreiben, damit jemand Sie erkennt oder sich an Sie erinnert?

**White**: Nein, nein. Jetzt reden Sie über etwas, das die Wahrnehmung eines anderen Individuums erfordert. Sie gehen vom Visuellen aus. Natürlich ist es die physische Erscheinung einer Person, die das Erkennen und Wiedererkennen ermöglicht.

**Jungblut**: Nicht nur. Manche Leute erkennt man auch daran, wie sie denken, Geige spielen, etwas sagen, oder an ihrer Art, sich an Ereignisse zu erinnern und davon zu erzählen. Schriftsteller zum Beispiel, Philosophen, Musiker, auch Freunde.

**White**: Also ich würde Sie an Ihrer Stimme erkennen.

**Jungblut**: Aber meine Frau hat mich nach meiner Stimmband-Operation am Telefon nicht erkannt. Sie dachte, dieses raue Gehauche am anderen Ende der Leitung könne nur von einem Spanner stammen, und legte empört auf. Die Wiedererkennbarkeit am Telefon hatte ich also mit der Operation verloren. Und tatsächlich hatte meine Persönlichkeit, meine Identität als Mann dadurch auch einen Bruch erfahren. Vorher hatte ich eine sehr laute Stimme und konnte mich hervorragend durchsetzen, damit brüllen und gurren. Und plötzlich war das vorbei. Jetzt brachte ich nur noch ein Gehauche hervor. Seitdem ist diese welke, raue Stimme Teil meiner Persönlichkeit.

**Identität II**

Ich möchte nachweisen, dass die körperliche Identität immer eine Voraussetzung für die persönliche Identität ist.

BERNARD WILLIAMS, *Persönliche Identität und Individualität,* Analysis

**White:** Ja, im physischen Sinne hat jeder eine eigene Erscheinung; jeder hat ein eigenes Muster von Papillaren an den Fingerkuppen; jeder hat eine Stimme, die analysiert werden kann; jeder hat ein Gesicht, das identifiziert werden kann. Und alles das, auch das Gesicht und der ganze Körper, sind einmalig. Es gibt keinen anderen Körper, der Ihrem entspricht.

**Jungblut:** Nicht nur das. Sogar die Art, wie jemand sich bewegt. Sie zum Beispiel ziehen das rechte Bein etwas nach. Sie gehen mit leicht nach vorn geneigtem Oberkörper, als müssten Sie sich gegen starken Wind stemmen. Diese Haltung ist einmalig. Schon aus der Entfernung würde ich Sie daran erkennen.

**White:** Gangart oder Körperhaltung sind in der Tat individuell einmalig. Aber Sie wollen ganz grundsätzlich vom philosophischen Standpunkt aus wissen: Was bin ich?

Die Summe physischer und geistiger Eigenschaften formt Ihre Persönlichkeit. Dazu gehört, dass Sie zum Beispiel gern lachen.

Ich bin aus Urstoff mit einer wesenhaften Form. In anderen Worten: Ich habe ein physisches Sein. Und das vereinigt sich in gewissem Sinne mit meinem spirituellen Wesen, meiner Seele, also der Essenz meines Seins als Dr. White. Genau das aktiviert den Körper. Nehmen wir an, ich sei gerade gestorben. Für eine Weile sehe ich weiterhin wie lebend aus. Meine Fingerabdrücke bleiben die gleichen. Ebenso weitere Merkmale, an denen andere mich identifizieren.

Aber andere Merkmale wie Ihre hoch modulierte Stimme fehlen bereits. Und gleich werden Sie bleich und kalt.

Ach, man kann mich warm halten, mich aufheizen, aufkochen, wenn man will. Aber das Wesentliche ist, dass mich irgend etwas verlassen hat. Nun die Frage an Sie: Was hat mich verlassen? Warum bin ich anders?

Nun kommen wir zur ...

Ja, ja, Sie haben recht, die Seele ist gegangen. Es gibt zwei Elemente. Eines ist das Äußere, und das sieht man. Sie sehen mich hier sitzen, das Bein vorgestreckt und so weiter. Und das andere ...

... ist Ihr Geist, und der ist verschwunden. Beide Elemente brauchen Sie für Ihre Identität. Wenn ich ins Leichenschauhaus komme, Sie dort sehe und ausrufe, „Ach, da liegt ja Dr. White!", ist das nicht präzise. Richtiger wäre zu sagen: „... Dr. Whites Körper."

Das führt zu einem interessanten Punkt: Wie viel vom Körper eines Menschen darf transplantiert werden, damit er sein Erscheinungsbild beibehält?

Keineswegs ein ganzer Körper. Ich kenne nun Ihre pragmatische, rationale Sicht. Aber wie würden Sie emotional reagieren? Wenn beispielsweise an Ihrem Sohn eine Körpertransplantation vorgenommen worden wäre und dieser neue Mensch, dessen Rückenmark man wieder zusammengefügt hat und der also jetzt laufen kann, eines Tages vor Ihrem Haus steht, was würden Sie denken? Also, der Mann, der da bei Ihnen durch die Tür kommt, hat den Kopf Ihres Sohnes, aber der Körper ist ein völlig anderer. Er geht anders, hält sich anders, ist dünn wie eine Bohnenstange und so weiter. Was würden Sie denken? Das ist nicht mehr mein ...?

... das ist mein Sohn!

Sie ignorieren völlig, dass sein Körper eigentlich zu jemandem anderen gehört?

Ich sehe seinen alten Kopf, und ... sonst nur seine Kleidung.

Kleidung! Jetzt weichen Sie aus. Dieser Mann geht anders.

Das wird er sicher tun.

Er hat eine andere Figur, andere Füße. Und wenn er Ihnen die Hand gibt, fühlt die sich vielleicht plötzlich knochig und feucht an.

Sie legen zu viel Wert auf die physische Erscheinung sowie auf die visuelle und taktile Wahrnehmung des Betrachters. Der Mann erscheint nur in einem anderen Körper.

Der Körper ist doch kein Mantel. Aber gut. Betrachten wir die Angelegenheit von der anderen Seite: Der Körper Ihres Sohnes wurde an den Kopf eines anderen Menschen gefügt. Durch Zufall treffen Sie jetzt diesen Mann, und Sie erkennen den Körper Ihres Sohnes an einem großen Leberfleck am Hals und an einer Verbrennungswunde auf dem Handrücken.

Das ist für mich überhaupt kein Problem. Denken Sie doch an den Mann in Frankreich, dem die Hand eines Toten angenäht wurde. Da sagt die Familie des Toten auch nicht: „Oh, da ist die Hand meines Sohnes."

Eine Hand ist nicht der ganze Körper. Trotzdem muss es sehr seltsam für die Familie sein, die Hand ihres Sohnes an einer anderen Person zu sehen.

Aber das ist nur das Sichtbare. Sie messen dem Visuellen wirklich zu viel Bedeutung bei.

Das erscheint Ihnen nur so. Das Visuelle ist letztlich eines unserer wichtigsten Instrumente zum Erkennen der Welt. Menschen, Individuen sind doch nicht bloß Gehirne, die in irgendwelchen Schädeln liegen! Die Persönlichkeit bildet sich in einem ständigen Austausch mit der Umwelt. Und das geht nur über den Körper, die Sinnesorgane. Beispielsweise tasten wir uns beim Gehen im Dunkeln über Löcher und Hindernisse vorwärts, um nicht zu stolpern. Manche fallen häufig hin, manche nie. Und das gehört mit zu der jeweiligen Persönlichkeit.

Der Körper kann sich noch so viel verändern, wir bleiben dennoch dieselben Menschen. Wie viel anders sieht mein Körper heute aus im Vergleich zu der Zeit, als ich zwölf war.

Ihr Körper hat sich Jahr für Jahr, Ereignis für Ereignis allmählich verändert, aber zugleich auch Ihre Persönlichkeit. Diese Veränderung ist Teil Ihrer Geschichte. Sie erinnern sich daran, es ist in Ihrem Gedächtnis gespeichert. Und das ist wie eine Brücke mit vielen Bögen, über die Sie eine Kontinuität Ihrer Identität herstellen. Dadurch bildet sich Ihr permanentes Wissen, Sie selbst zu sein.

Sollte ich mit einem neuen Körper aufwachen, hätte ich weiterhin den hässlichen, alten Kopf und mein hässliches, altes Gehirn, das mich an alles erinnern lässt.

Ja, aber Ihr neuer Körper kann Sie an nichts erinnern. Ihr Tastsinn und das Bewegungsgefühl sind plötzlich anders.

••••••

**Gedächtnis**

Der Körper erinnert sich an die Zärtlichkeit, die ihm einst gewährt wurde.

HEINRICH MANN, *Henri Quatre,* Rowohlt

••••••

Aber ich sehe noch mit meinen alten Augen, ich rieche mit meiner alten Nase, ich höre mit meinen alten Ohren, schmecke mit meiner alten Zunge.

Sie scheinen Ihren Körper, der Ihnen solche chirurgischen Leistungen ermöglicht hat, nicht gerade zu schätzen und eher als Belastung zu empfinden.

Deshalb sage ich: Werfen Sie den alten Körper weg! Nehmen wir einmal an, ein hervorragender Molekularbiologe sei kurz davor, ein Mittel gegen Krebs zu finden. Er ist der einzige Mensch der Welt, der diesem Ziel so nahe gekommen ist. Nun erkrankt er selbst an Krebs, und sein Körper verfällt. Der Mann fühlt sich dem Tod nahe, kommt zu mir und sagt: „Wenn Sie mir sechs Monate Leben geben können, werde ich das Mittel gegen Krebs finden. Ich brauche einen neuen Körper." Also schließen wir einen Vertrag. Ich nähe ihm einen neuen Körper an den Kopf, und er vollendet seine Arbeit.

Sie machen Verträge wie Mephisto, an den Leute wie der gute Molekularbiologe für ein paar Monate mehr Leben ihre Identität verkaufen. Wenn er von dieser Operation wieder erwacht, hat er mitsamt seinem alten Selbst vielleicht die Motivation verloren, weiterzuforschen. Sie behaupten ja, dass sein Gehirn das gleiche bleibt, aber dennoch muss sich etwas ändern, da es sich in einer völlig neuen Situation wiederfindet. Es ist, als würde man aus dem Himmel fallen oder, umgekehrt, vom Keller in den Himmel steigen.

Aber dieser sehr kluge Wissenschaftler wusste genau, was auf ihn zukommen würde, im Unterschied zu einem Mr Reeve, der nicht vorhatte, querschnittsgelähmt zu sein. Der Wissenschaftler war einverstanden, fortan gelähmt eine Existenz als Kopf auf dem Kissen zu führen, um seine Arbeit an dem Antikrebsmittel vollenden zu können.

Selbst wenn es gelingt, sein Rückenmark zusammenwachsen zu lassen und er sich dann wie früher bewegt, könnte er hinterher ganz einfach sagen: „Lieber Dr. White, ich bin nicht mehr derselbe, der den Vertrag unterschrieben hat und den Sie verpflichten wollen, weiterzuforschen. Ich sitze lieber im Sessel und schaue einfach in die Gegend."

••••••

**Handel**

Mephistopheles: In diesem Sinne kannst du's wagen / Verbinde dich; du sollst, in diesen Tagen / Mit Freuden meine Künste sehn / Ich gebe dir, was noch kein Mensch gesehn.

Faust: Und Schlag auf Schlag / Werd' ich zum Augenblicke sagen: / Verweile doch! Du bist so schön! / Dann magst du mich in Fesseln schlagen / Dann will ich gern zugrunde gehn! / Dann mag die Totenglokke schallen.

JOHANN WOLFGANG V. GOETHE, *Faust I*

••••••

Vorstellbar ist natürlich, dass eine solche große, langwierige Operation sein Gehirn physisch verändert. Vielleicht wird seine Hirnfunktion dadurch reduziert.

Eine solche Veränderung kann auch als Folge von Gehirnoperationen eintreten. Das betrifft allerdings nicht die Frage nach der Identität durch einen anderen Körper.

Man kann sie im eigenen Körper verlieren. Mir kommt die Geschichte eines Professors der Psychiatrie aus Boston in den Sinn. Ich muss dazu etwas ausholen.

Nur zu!

Dieser würdige Mann erlitt einen Gehirnschlag, wie die Ärzte feststellten. Trotz der Behandlung in Boston ging es ihm schlechter, und so kam er eines Tages nach Cleveland. Er hatte von mir gehört. Von überall her kamen Patienten zu mir. Ich war einmal ein sehr berühmter Arzt, mein Lieber, Sie werden es kaum glauben!

Also, dieser Psychiatrieprofessor brachte seine Unterlagen und ein Büchlein mit – sein Tagebuch. Darin notierte er seine täglichen Erfahrungen, Gedanken, Gefühle. Über den Schicksalstag, an dem alles begann, hatte er nur geschrieben: Schlaganfall erlitten. Ich untersuchte ihn und stellte fest, wie auch die anderen Ärzte zuvor, dass die rechte Seite seines

Körpers schlaff war. Aber – etwas unüblich in einem solchen Fall – er konnte sprechen und auch normal denken. Ich machte einen CAT-Scan, eine Computertomographie seines Gehirns, und fand eine Bestätigung für meine Vermutung: Der Mann litt unter einem Gehirntumor. Er sagte nur: „Dann heraus damit."

Die paar Tage vor der Operation sah ich ihn jeden Morgen bei meiner Visite, wie er aufrecht im Bett saß und in sein Notizbuch schrieb. Manchmal fragte ich ihn, was er da notierte oder was ihm so passiert sei. Am vorigen Tag sei er geröntgt worden, antwortete er dann zum Beispiel, er halte jetzt die Äußerungen der Ärzte fest. Irgendwann fiel mir ein: Wenn ich mit der Einschätzung des Tumors Recht habe, dann wird der eines Tages die Nervenverbindungen in seinem Gehirn, also den Stromkreis, der den Mann schreiben lässt, überwuchern und quasi zerschneiden. Eines Montags- oder Donnerstagsmorgens, so dachte ich, wird er nicht mehr fähig sein, etwas in seinem Büchlein zu notieren.

Schließlich lag er auf dem OP-Tisch. Er hatte einen sehr bösartigen Tumor, und ich musste viel herausschneiden. Dennoch gelang es mir, das Zentrum für Sprache und Denken auszusparen. Als er sich von der Operation erholte, saß er da – mit einem großen Verband um den Kopf – und setzte wieder Morgen für Morgen seine Notizen fort. Mit seinem Buch war er sehr eigen und ließ niemanden darin lesen. Ich sprach häufiger mit ihm. Er konnte sich an die Operation erinnern, auch an das Aufwachen, und hatte noch klare Gedanken.

Eines Tages fuhr er zum National Institute of Health in Washington, wo er früher Gehirnchemie studiert hatte, um dort noch eine zusätzliche Strahlen- und Chemotherapie zu bekommen. Ich erzählte ihm nicht, was ich nun mehr und mehr glaubte: Irgendwann in der nahen Zukunft würde er sein Buch in die Hand nehmen und plötzlich nicht mehr wissen, was er damit anfangen sollte. Denn ich hatte nicht den ganzen Tumor herausschneiden können. Wie ein Gift würde sich der Krebs im Denkbereich des Gehirns ausbreiten und dort die Nervenfasern zersetzen, die ihn dazu bewegten, in das kleine Buch zu schreiben. Doch noch Monate nach der Chemotherapie notierte der Mann darin, aber immer weniger, bis er eines Morgens wie immer die Treppe herunterkam, sich an den Küchentisch setzte, das Notizbuch, das stets dort lag, aufnahm, es nur betrachtete und wieder hinlegte.

> Er begann, sich selbst zu verlieren. Seine Persönlichkeit löste sich langsam auf. Das meinen Sie sicher. Vielleicht identifizieren Sie sich mit ihm.

Mich traf das alles sehr. Dieser Mann wusste ebenso viel wie ich über das Gehirn, und als Psychiater sogar weit mehr über Gefühle. Ich sehe mich immer wieder an seiner Stelle. Als der Krebs langsam seine Nerven durchtrennte, konnte er da noch denken: Ich verliere die Kontrolle über meine Fähigkeit, Eindrücke und Erlebnisse wiederzugeben? Oder bemerkte er das nicht? Genau so wie an jenem Morgen, als er nicht mehr verstand, wozu sein Notizbuch da war.

> Ein solcher Verlust der Kontrolle über das Gehirn scheint Sie wohl sehr zu treffen. Ähnlich wie Sie hatte dieser Mann die grauen Zellen dort oben studiert und daran gearbeitet. Und plötzlich war er diesem Stück Materie ausgeliefert. Mich würde interessieren, wie er sich in der Zeit selbst wahrnahm. Welches Bild hatte er von sich? Häufig empfindet man sich selbst völlig anders, als andere einen betrachten.

## Mein Freund – ein Gehirn in der Glasschale

In großen Schleifen durchschlendern wir den Garten des Kunstmuseums von Cleveland, das für seine exquisiten Exponate so berühmt ist. Wenn wir aus der Sonne in den Schatten der hohen Bäume treten, verharren wir meist einen kurzen Moment. In den Kronen trällern Vögel, von einem nahen Lokal wehen Jazzklänge herüber, und auf der Hauptstraße jault eine Sirene. Professor White sinniert über das Selektiervermögen des menschlichen Gehirns, über die enorme Fähigkeit, eine Vielzahl von Reizen in nur einem kleinen Bereich dort hinter dem Schädelknochen gleichzeitig und dennoch getrennt voneinander zu verarbeiten, so wie jetzt die Klänge, Laute und Geräusche. „Ist das nicht phantastisch?!", ruft er mehrere Male. Irgendwann spazieren wir durch das Kunstmuseum selbst, steigen zum ersten Stock hinauf und bleiben gebannt vor dem Werk „Das Bündel" von Janusz Walentynowicz stehen: Unter einer Art Glasscheibe, fast wie darin eingegossen, ist ein Kopf sichtbar – ein von Leinen

umwundener, eingezurrter Kopf.
Das ist es: die Gefangenschaft, die Eingeschlossenheit des Gehirns – trotz seiner enormen Fähigkeiten.

**Jungblut**: Nehmen wir einmal an, eine Frau käme zu Ihnen – eine, die alle für sehr weiblich halten, die aber sich selbst nicht so sieht. Sie ist depressiv, fühlt sich in ihrem Körper unwohl und möchte den eines Mannes haben. Würden Sie diese Patientin annehmen?

**White**: Das wäre für mich nicht einmal eine ausreichende Begründung, einen konventionellen Eingriff auszuführen. Solche Anliegen halte ich nicht für gerechtfertigt. Ich habe schon Anfragen für solche Operationen erhalten und, ehrlich gesagt, finde ich sie nicht einmal amüsant, sondern bin peinlich berührt. Männerkopf auf Frauenleib und solche Dinge, das führt von meinen Zielen weg.

**Jungblut:** Lassen Sie uns in Gedanken ein Experiment machen: Der Film-Supermann Reeve wird in den nächsten Stunden sterben, und ein passender männlicher Körper ist nicht zu finden. Da wird eine gehirntote Motorradfahrerin eingeliefert, deren Körper kurzfristig mit Mr Reeves Kopf verbunden werden könnte.

**White:** Das wäre allerdings ein ernstes Problem. Falls ich Mr. Reeve nicht länger mit Geräten am Leben halten kann und wenn er und seine Familie nichts dagegen haben, gut, dann führe ich die Übertragung des Frauenkörpers aus. Aber sobald wir den passenden Körper eines Mannes gefunden haben, transplantieren wir den.

**Jungblut:** Nun haben Sie den weiblichen Körper an den Kopf von Mr Reeve genäht. Was ist das vor Ihnen im Bett?

**White:** Es ist weiterhin ein Mann. Er hat zwar einen weiblichen Körper, aber das Gehirn, der Kopf ist der des Mannes.

**Jungblut:** Nach einer Weile wird sich seine Gehirnchemie durch die weiblichen Hormone ändern.

**White:** Das ist nicht sicher, aber möglich. Deshalb haben wir die Operation unter zwei Voraussetzungen gemacht. Erstens: Dass der Patient ohne diesen Körper gestorben wäre, also die Wahl zwischen Leben und Tod. Zweitens: Er hat in dem Wissen, dass sich die Gehirnchemie wandeln würde, in die Operation eingewilligt.

> Es geht weiter: Unerwartet müssen Sie den Körper der Frau länger mit seinem Kopf verbunden lassen. Irgendwann fühlt sich Mr Reeve gar nicht so unwohl mit dem neuen Frauenleib, hat sich langsam daran gewöhnt. Er kann ihn ohnehin kaum sehen und fühlen sowieso nicht. Für andere ist dieser Körper auch quasi unsichtbar, weil Mr Reeve immer in eine Decke gehüllt ist. Er wünscht also, diesen Leib zu behalten.

Ich glaube nicht, dass die Körperhormone in solchem Fall eine große Veränderung in der Gehirnchemie auslösen. Da das Rückenmark ja unterbrochen ist, kann das Gehirn nicht mehr die hormonproduzierenden Organen beeinflussen. Deshalb ist es sehr gut möglich, dass in den Ovarien zum Beispiel keine Sexualhormone mehr entstehen. Wir konstruieren hier ein hormonelles Problem, das wahrscheinlich gar nicht existiert.

> Lassen Sie uns dennoch weiter ausspinnen: Jetzt ist es sogar gelungen, das Rückenmark wieder zu verbinden. Mr Reeve kann sich bewegen und fühlt sich weiterhin sehr gut mit dem Körper der Frau.

Aber jetzt, Christian, jetzt ...

> Es geht um die Frage der Persönlichkeit!

Wir konstruieren hier eine theoretische Situation, die es in Wirklichkeit nie geben wird. Ein Männerkörper ist für eine Transplantation weit eher vorhanden als der einer Frau. Es gibt mehr Männer, die sich mit dem Auto oder Motorrad um den Kopf bringen. Deshalb stimmt das Szenarium nicht.

Dieses Argument zählt nicht. Wir könnten ja einfach die Versuchsanordnung umdrehen.

Bis das Rückenmark zusammengewachsen ist – was vermutlich Monate dauert – wird man sicherlich einen Körper des gleichen Geschlechts gefunden haben. Damit entfernt sich der Versuch völlig von der Realität.

Jemand könnte auf die Idee kommen, so zu handeln. Vielleicht nicht Sie, aber ein anderer Chirurg. Es ist doch machbar. Also stellt sich die Frage: Was ist dies, ein Mann oder eine Frau?

Für mich ist es immer noch ein Mann. Aber betrachten wir diesen Fall näher: Wenn Sie das Gehirn eines Mannes mit dem Körper einer Frau verbinden und diese futuristischen Operationen, wie das Zusammenfügen des Rückenmarks, möglich sind, dann tauchen eher ethische als physische Probleme auf. Man wechselt im Grunde den Geist eines Individuums.

Jetzt, plötzlich? Das hatten Sie doch immer für den Fall bestritten, dass er einen Körper des gleichen Geschlechts erhielte.

Wenn Sie den Kopf mit dem Körper des anderen Geschlechts verbinden, werden tatsächlich sehr viele moralische und ethische Fragen aufgeworfen.

Aber natürlich!

Also, wenn man das Rückenmark dieses Menschen mit dem neuen Körper verbunden hat, dann produziert der weibliche Körper Hormone, die das männliche Gehirn versorgen und beeinflussen. Dieser Mensch wird sicherlich nicht die sexuelle Orientierung eines Mannes behalten, sondern die einer Frau bekommen.

Sie nehmen an, dass das passiert.

Ich nehme das nicht an. Ich spekuliere, weil ich nicht weiß, was dann passiert. Für mich ist solche Operation moralisch nicht zulässig.

Wir führen diese theoretische Operation nicht aus, um moralische Fragen zu klären. Es geht nur darum, welche Identität dieser Mensch mit dem Kopf eines Mannes und dem Körper einer Frau hat.

Er ist weiterhin ein Mann. Denn er hat ein Männergehirn.

Auch dann noch, wenn sich das Gehirn durch die Hormonversorgung des Frauenkörpers wandelt und seine Eigenschaften ändert?

Es gibt schon Beispiele in der gynäkologischen Chirurgie.

Was passiert mit dem Mann, der sich zu einer Frau umoperieren lässt?

Nun, das kennt man. Er fühlt sich dann wie eine Frau. Aber er fühlte sich meist auch schon vor der Operation weiblich. Ich finde, man kann das nicht vergleichen. Außerdem behält er seinen Körper, der sich nur zum Teil gewandelt hat, und fühlt sich erst dadurch ganz.

••••••

**Amputation**

Letzte Woche wurde bekannt, daß der Chirurg Robert Smith im städtischen Krankenhaus von Falkirk, Schottland, zwei Männern gesunde Beine amputierte – auf Wunsch der Patienten, die an einer seltenen Geistesstörung leiden.

„Apotemnophilie" heißt das Phänomen, bei dem die Betroffenen merkwürdigerweise davon überzeugt sind, daß ihr Körper mit vier Gliedmaßen „unkomplett" sei.

Beim ersten Eingriff amputierte Smith im September 1997 dem Engländer Kevin Wright das rechte Bein oberhalb des Knies. „Es war einfach kein Teil von mir", sagt Wright, „durch die Abnahme meines Beins hat mich der Chirurg zu einem vollständigen Menschen gemacht." Eine weitere Beinamputation nahm Smith im April 1999 vor, diesmal an einem Bootsbauer aus Rheinland-Pfalz.

Christian Buck, Stern

••••••

Wir wissen auch, dass dieser Mann schon vorher das Bedürfnis hatte, eine Frau zu werden. Er möchte, dass sein Körper umgestaltet wird und er aussieht wie eine Frau. Aber das ist ein Gehirnphänomen. So wie Homosexualität und Heterosexualität.

Mich interessiert die Hauptfrage, die sich durch unsere ganzen Diskussionen zieht: Wer ist dieser Mensch?

Offensichtlich kann ich es Ihnen nicht verständlich machen: Die Veränderungen, über die wir sprachen, finden ausschließlich im Gehirn statt. Und man verändert nicht die Gehirnstruktur, weder chemisch noch physisch, indem man einen neuen Körper damit verbindet. Es sei denn, durch Hormone des anderen Geschlechts entstehen chemische Veränderungen.

Die Hormonproduktion eines neuen Körpers wird auf jeden Fall anders sein als die des ursprünglichen und somit auch das Gehirn beeinflussen. Es geht mir allerdings nicht darum, ob ein neuer Körper die Struktur des Gehirns verändert, sondern ob jede größere Veränderung am Körper auch das Selbst wandelt.

Da gibt es den Fall eines Mannes, der Chefredakteur eines französischen Modemagazins war. Er hatte eine Ehefrau, er hatte Geliebte, er hatte Gespielinnen, er hatte ein großes Leben gelebt, bis er einen Hirnstamm-Schlaganfall erlitt. Als er aufwachte, lag er mit einem Locked-in-Syndrom in einer Reha-Klinik.

Er konnte nur die Augen bewegen.

Ja, genau. Und dann setzte sich eine frühere Assistentin mit einem großen Alphabet zu ihm ans Bett, ging mit dem Finger die einzelnen Buchstaben durch, und er signalisierte mit den Augen, welchen er wünschte. So schrieben sie ein Buch, das kurz nach seinem Tod veröffentlicht wurde. Hier war also jemand, der nicht mehr sprechen und nur noch mäßig hören konnte, der bis auf die Augen völlig bewegungslos war und der dennoch ein beeindruckend erfülltes, emotionales Leben weiterführte.

Ähnlich stelle ich mir das Leben des von Ihnen isolierten Gehirns vor. Doch dieser Mensch befand sich weiterhin in der Kontinuität seines Selbst, auch wenn der Körper für ihn zu einem Gefängnis geworden war. Dabei fällt mir ein Versuch ein, den wir im Geist ausführen könnten: Wir haben über den abgetrennten Kopf gesprochen, den Geräte am Leben halten. Der kann noch riechen, sehen und unter Umständen auch sprechen...

Wenn Sie hier in einem Experiment den Kopf eines Affen oder sogar eines Menschen auf den Tisch stellen, ist das sehr makaber. Aber ja, er kann all das tun. Ihm gelingt es sogar, den Mund zu öffnen. Seine Stimme wird mit einem elektronischen Gerät erzeugt. So etwas benutzt auch Mr Reeve. Aber warum wollen Sie das tun?

Vor Ihnen steht der Kopf Ihres Bruders auf dem Tisch. Ist es weiterhin Ihr Bruder?

Aber ja, es ist mein Bruder.

Sie würden also sagen „Hey, brother, how are you?"

Machen Sie doch bitte daraus den Kopf eines Freundes. Das ist ja hier kein Comic. Dieser Kopf ist immer noch mein Freund.

Ich zweifle sogar daran, dass dieser Kopf überhaupt noch ein Mensch ist.

Aber ja. Es ist ein Mensch, auch wenn er aus nichts besteht als aus einem Kopf.

Lassen Sie uns noch weiter gehen: Sie sind auch fähig, ein Gehirn aus dem Schädel herauszunehmen, es in eine Glasschale mit Nährflüssigkeit zu legen und so isoliert am Leben zu halten. Und Sie könnten sogar die Augen dranlassen.

Richtig, in einem Experiment blieben die optischen Nerven und die Augen mit dem isolierten Gehirn verbunden. Wir leuchteten mit einer Taschenlampe ins Auge und ermittelten über ins Gehirn eingeführte Elektroden und einen Computer die Tätigkeit des Sehzentrums.

Aus einem solchen Versuch abzuleiten, dass dieses Gehirn in der Schale ein Mensch mit Persönlichkeit ist, halte ich für gewagt.

Ich muss nachdenken. Wenn das EEG eine Aktivität zeigt und das Gehirn durch Stimulierung hören oder auch sehen kann, dann – ich gebe zu, es ist ein grausiger Gedanke, den Affen jetzt so mit einem Menschen auszutauschen – dann, also, ja ... Was ist das da? Ich habe Angst, es auszusprechen, aber meiner Logik, meinem Konzept folgend, ist das ein lebendes menschliches Gehirn.

Gehirn oder Mensch?

Ein Mensch. Ein Mensch! Doch ich weiß nicht, ob wir die Genehmigung für ein solches Experiment erhalten würden.

••••••

**Identität III**

Warum ist das Konzept der persönlichen Identität so labyrinthisch?

GODFREY VESEY, *Personal Identity,* Cornell University Press

••••••

Und ist das immer noch Ihr Freund, der dort in der Schale liegt?

Ehrlich gesagt rutschen wir jetzt in Dubious Fiction ab.

Ich möchte es wissen, um die Frage der Identität endlich zu klären.

Persönlichkeit und kognitive Fähigkeiten sind die höchsten Merkmale unseres Gehirns. Jeder Mensch unterscheidet sich durch seine einmalige Persönlichkeit von jedem anderen. Es gibt niemanden in der Welt wie Sie und hoffentlich niemanden wie mich. Daher ist auch mein Freund einmalig.

Sein Körper ist es auch.

Ja, unsere Körper unterscheiden sich. Das ist richtig. Und manche Leute sagen, dass ihre Persönlichkeit auch zum Teil die physischen Eigenschaften ausdrückt. Diese Eigenschaften haben sich wie eine Spiegelung ins Gehirn geprägt. Doch Seele und Geist sind physisch ausschließlich im Gehirn lokalisiert. Auch bei meinem Freund, der sich in einer solchen unangenehmen Lage befindet, ist es nicht anders. Bei diesem doch sehr bizarren Versuch, den Sie sich ausgedacht haben, ist das Gehirn in der Schale völlig von der Außenwelt abgeschnitten. Und ich befürchte, dass so etwas sogar meinen Freund, der ein sehr stabiler Mensch ist, in Halluzinationen stürzen könnte. Dieses Experiment würde ich nie machen. Aber wir müssen bedenken, dass es morgen ausgeführt werden kann. Trotz aller Einwände meine ich immer noch, dass dieses Gehirn dort mein Freund ist.

Diese Ansammlung von Gehirnzellen ...

Ich gebe zu, dass ich unsicher bin. Sie sind wirklich nett. Sie wühlen immer weiter und sagen sich, irgendwie muss ich den White doch kleinkriegen.

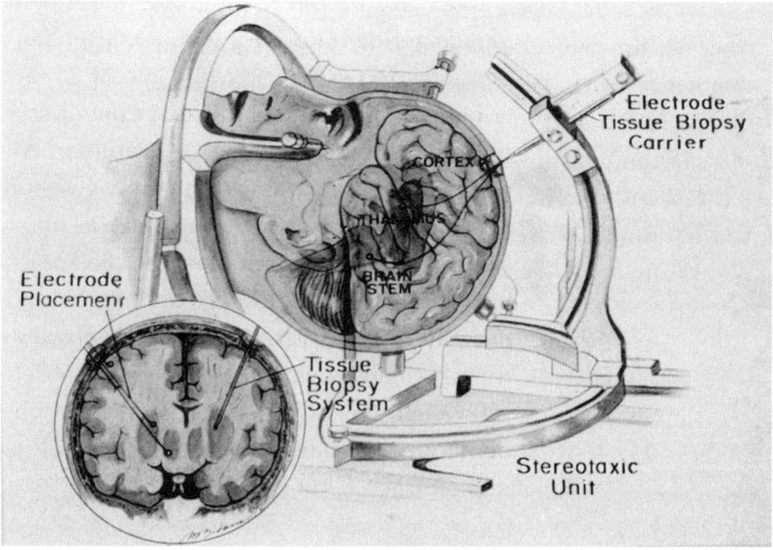
Electrode-
Tissue Biopsy
Carrier
CORTEX
THALAMUS
BRAIN
STEM
Electrode
Placement
Tissue
Biopsy
System
Stereotaxic
Unit

## Embryonengehirne als Jungbrunnen für Greise

„Auf ein Wort!" Der Assistenzarzt bittet den gerade auf dem Korridor vorüberhastenden pensionierten Professor White in sein Zimmer. Er berichtet seinem ehemaligen Chef über einen schwierigen Fall von Gehirntumor. Wie weit würde er, der Ältere, gehen, wie viel um den Krebsherd wegschneiden, wie viel im Gehirn lassen, um dem Patienten die Sprachfähigkeit zu lassen? Die Köpfe des Jungen und des Alten neigen sich dicht, fast verschwörerisch zueinander. Professor White eilt schließlich weiter, die schwere Aktentasche fast über den Boden schleifend. Eine andere Tür öffnet sich plötzlich. „Auf ein Wort, Dr. White."

**Jungblut**: Da für Sie ausschließlich das Gehirn die Persönlichkeit bestimmt, müsste die Injektion fötaler Gehirnzellen in das Gehirn von Parkinson-Patienten deren Identität verändern. Flapsig gesagt: Man spritzt diesen Menschen mit Schüttellähmung ein Embryogehirn in den Kopf.

**White**: Ich bin absolut gegen den Einsatz fötaler Gehirnzellen.

**Jungblut:** Weil sie von abgetriebenen Föten stammen und Sie, als praktizierender Katholik, das nicht gutheißen können.

**White:** Das ist richtig. Doch der Hauptgrund ist, dass diese Injektionen gefährlicher Kokolores sind. Anfangs hatten Ärzte nicht Fötenzellen, sondern kleine Gewebemengen der Nebenniere tief ins Gehirn von Patienten mit neurodegenerativen Leiden wie dem Parkinson-Syndrom injiziert. Man glaubte, dass in deren Gehirnen ein Dopaminmangel herrsche und man diesen mit Drüsengewebe der Nebenniere ausgleichen könne. Zuerst tönten die Ärzte in ihrer Propaganda von enormen Besserungen. Dann aber zeigte sich ein interessantes Phänomen. Als die Patienten starben, untersuchte man deren Gehirne und fand dort keine Spuren von Drüsengewebe.

**Jungblut:** Aufgebraucht ...

**White:** Zerstört. Sie stellten diese Behandlung ein, als sie auf die Idee kamen, das Gehirngewebe von Föten zu nehmen. Rund 1200 Zellen werden für eine einzige Injektion gebraucht, also Gewebe von sechs bis acht Föten, die jeweils knapp 200 Gehirnzellen liefern.

**Jungblut:** Da nur lebende Gehirnzellen verwendet werden können, muss der Fötus wohl noch leben. Er darf nicht einmal gehirntot sein ...

**White:** Stimmt! Statt den Fötus im Prozess der Abtreibung schnell zu töten, hält man ihn am Leben und entnimmt dann in einer richtigen Operation das Gewebe. Viele Ärzte und viele Patienten befürworten ein solches Vorgehen, weil der abgetriebene Fötus so wenigstens genutzt wird.

Ein Fötus als Gebrauchsgegenstand. Dieser Utilitarismus erschreckt mich.

Da sehen Sie, wozu Ärzte fähig sind. Mit Fötenzellen sind Hunderte von Patienten behandelt worden – in Schweden, USA, Japan, China, Kuba, Mexiko. Berichten zufolge soll sich der Zustand einer kleinen Anzahl Operierter gebessert haben. Bei einigen ermittelten die Ärzte Substanzen im Gehirn, aus denen Dopamin entstehen kann, aber nicht das Hormon selbst. Und sie konnten dort kein Fötalgewebe nachweisen. Nur in ein, zwei Fällen fanden sie abgestorbene Zellen, lebende überhaupt nicht.

Wo blieb das injizierte Gewebe?

Die Zellen waren offensichtlich abgestorben, weil sie keine Blutversorgung hatten. Die so genannten Heilerfolge, das glauben mittlerweile viele Neurochirurgen, sind möglicherweise durch eine kleine Verletzung und Mikroblutung beim Einführen der Injektionsnadel ungewollt verursacht worden. Mit Dopamin hat das alles nichts zu tun.

Einzelne Zellen können demnach nicht im Gehirn anwachsen und weiterleben.

Gehirnzellen haben einen extrem hohen Stoffwechsel: Sie verbrauchen sehr viel Energie, die sie von der Gehirnflüssigkeit oder über eine eigene Blutversorgung bekommen. Doch den injizierten Fötenzellen gelang es nicht, eine Versorgung zu entwickeln. Ähnliches wird auch mit gentechnisch verändertem Tiergewebe passieren, das Forscher in naher Zukunft injizieren wollen, um die ethischen Probleme mit den Fötenzellen zu umgehen.

Dann hat der Patient modifizierte Schweinezellen im Kopf!

Sicher! Das alles ist wissenschaftliches Abenteurertum, kompletter Unsinn. Jetzt sind Ärzte dazu übergegangen, Placebo-Operationen an Parkinson-Patienten vorzunehmen. Alles ist wie bei einer wirklichen Operation. Der Patient wird in den OP-Saal geschoben. Man rasiert seinen Kopf, bohrt die Löcher in den Schädel, und währenddessen bespricht das Personal wie üblich die Prozedur, mit der sie das Gehirngewebe injizieren. Allerdings wird genau das nicht ausgeführt – was die Patienten aber nicht wissen. Obwohl einige dieser Genasführten danach tatsächlich eine Besserung zeigten, halte ich solche Heilkunst für unmoralisch und dumm.

In den seltenen Fällen, in denen sie ein paar Fötenzellen im Gehirn der Patienten vorgefunden haben, muss dieses Gewebe doch die Persönlichkeit beeinflusst haben.

Es waren nur sehr wenige Zellen, die sie gefunden haben. Und die befanden sich in einem Teil des Gehirns, der nichts mit der Persönlichkeit zu tun hat.

Aber diese Gegend hat doch mit der Produktion von Dopamin zu tun, das auch die Persönlichkeit beeinflusst.

Ja, das könnte sein. Denn Dopamin ist ein Neurotransmitter, eine von vielen Substanzen, die am Informationstransfer beteiligt sind. Die injizierten Zellen, wenn sie funktionieren würden, wären eher wie der Abschnitt eines Schienennetzes, das an der Bewegung beteiligt ist.

Wie ich mich bewege, ist doch auch Teil meiner Persönlichkeit.

••••••

**Stahlstange**

Phineas Gage war einer der Pioniere, die in den Bergen von Vermont eine Trasse für die Eisenbahn durch die zerklüftete Landschaft sprengten. Seine Aufgabe war es, Löcher in den Fels zu bohren. Er füllte sie mit Explosivstoff, schüttete Sand darüber und stampfte die Sprengsätze mit einer Stahlstange fest. Dann zündete er die Lunte und rannte in Deckung.

Am Unglückstag, es war der 13. September 1848, hatte der 25-jährige Gage vergessen, Sand in eines der Löcher zu füllen. Er hämmerte mit der Stange direkt auf den Sprengstoff, ein Funke sprang über, die Stahlstange schoß dem Arbeiter durch Wange, Hirn, Schädel und dann wieder ins Freie. Viele Meter entfernt schlug das Projektil auf den Fels.

Zur Verblüffung der Männer in seinem Bautrupp richtete sich ihr derart durchbohrter Vormann wieder auf. Er war benommen, aber redete noch.

Nach einigen Wochen erholte sich der Mann mit dem Loch im Schädel. Doch bald mußten seine Freunde feststellen, dass der Genesende mit dem Phineas Gage, den sie kannten, nicht viel mehr als das Äußere gemein hatte.

Er hörte, roch und fühlte wie ehedem. Ein Auge hatte er bei dem Unfall verloren. Doch mit dem anderen konnte er sehen wie zuvor. Seine Intelligenz hatte nicht gelitten, er sprach flüssig und klar, er verstand alles, sein Gedächtnis war unbeeinträchtigt. Aber aus dem verantwortungsbewussten Vorarbeiter, einem umgänglichen und beliebten Kerl, war ein schimpfender, launischer Zeitgenosse geworden. 13 Jahre streunte Gage bindungslos und verwahrlost durch den Wilden Westen. 1861 starb er in San Francisco.

Den Hirndurchschuss haben jetzt Antonio Damasio, Chef der weltgrößten Klinik für Neurologie, und seine Frau Hanna in Iowa City mit Hilfe eines Computerprogramms rekonstruiert. Zwischen Jochbein und Oberkiefer drang die Stange ins Gesicht, verletzte das linke Auge und durchstieß rechts oberhalb der Nasenwurzel die Stirn.

Gerade dieser Teil des Hirns gilt inzwischen als Inbegiff des Menschlichen: Das Stirnhirn von Ratten ist winzig. Beim Schimpansen steigt sein Anteil zur gesamten Großhirnrinde auf 17 Prozent. Hinter der hohen Stirn des Menschen verbergen sich 29 Prozent des Gesamtkortex.

Fälle wie der des Bahnarbeiters Gage zeigen, dass das Geheimnis des Stirnhirns weder in der Intelligenz noch in der Sprache liegt. Das Wesen des Menschen, so lässt sich schließen, liegt in seinen sozialen Fähigkeiten.

Der Spiegel

••••••

Ach, ich kann an bestimmten Stellen des Gehirns Gewebe herausnehmen und die Persönlichkeit ändert sich kein bisschen. In anderen Bereichen wiederum wandelt sie sich stark. Diese Persönlichkeitsbereiche sind sicherlich noch nicht alle bekannt. Das limbische System ist dabei sehr wichtig. Auch der Stirnlappen des Gehirns spielt eine wichtige Rolle, ebenso wie die Schläfenlappen. Und das primitivere limbische System ist für Sexualität, Verhalten und Emotionen zuständig.

Ich las neulich eine Meldung, nach der Injektionen von Gehirnzellen dennoch zu gravierenden Verhaltensänderungen führen können: In einem Experiment transplantierten Forscher in Kalifornien einige Gehirnzellen einer Wachtel in den Kopf eines noch nicht geschlüpften Hühnerkükens. Das Tier piepte später nicht wie seine Geschwister, sondern wie eine Wachtel.

Ja, da injizierten die Forscher Zellen in ein Gehirn, das sich selbst noch organisieren muss und schnell wächst. Aber bei den Patienten mit neurodegenerativen Leiden handelt es sich um alte Menschen. Da wächst nicht mehr viel im Gehirn.

Man könnte auf die Idee kommen, nicht nur ein paar Zellen, sondern größere Gehirnteile zu transplantieren.

Unmöglich! Das wurde schon bei den kleinen Zellmengen deutlich: Selbst schnell wachsenden fötalen Zellen gelingt es nicht, durch Nervenfasern Verbindungen zum übrigen Gehirn herzustellen. Schneidet man nun ein großes Stück Gehirn bei jemandem heraus und setzt es bei einem Patienten mit Schlaganfall ein, passiert überhaupt nichts. Es ist wie beim Rückenmark. Auch dort gelang es bisher nicht, die Fasern zusammenwachsen zu lassen. Man kann das mit einem durchtrennten Strang aus Abermillionen von Drähten oder Glasfasern vergleichen, einem Kabelbaum in einer Telefonzentrale beispielsweise, nur dass die Nervenfasern nicht verschiedene Farben wie die Drähte haben und deshalb zur Zeit unmöglich richtig zusammengefügt werden können. Irgendwann wird das Gewebe zerstört und wandelt sich zu Narbengewebe.

Es lebt nebenher ...

Nein, es stirbt ab und bewirkt vielleicht sogar das Gegenteil dessen, was es bewirken sollte. Für mich ist es einfach eine falsche, schädliche Operation, mit der Patienten ausgenommen werden. Die Ärzte, die sie anwenden, stellen ihre Heilerfolge mit rein subjektiven Untersuchungen fest. Sie bewerten es als Erfolg ihrer Injektionen, wenn ein Patient sagt, dass er seinen Arm besser bewegen kann. Das ist natürlich überhaupt nicht objektiv. Man kann einen Menschen mit solchen Injektionen auch umbringen.

In Deutschland wurde ein Fall dokumentiert, bei dem einer an Depression leidenden Krankenschwester Mitte der 80er-Jahre fötales Gewebe ins Gehirn injiziert wurde. Die Patientin soll ihr Leiden überwunden haben und wieder arbeiten können, da das injizierte Gewebe, nach Berichten der Ärzte, mit anderen Gehirnzellen Verbindungen entwickelt hatte.

Ich glaube das nicht. Das ist nur eine Vermutung der Ärtze. Woher wissen sie es? Haben sie den Schädel geöffnet und hineingesehen? Das kann nicht sein.

Sie haben es mit Kernspintomographie festgestellt.

Da sehen Sie es! Ob sie Verbindungen entwickelt haben, kann man damit überhaupt nicht feststellen. Das gelingt nur durch eine Biopsie und eine histologische Untersuchung. Also, alles Quacksalberei. Selbst wenn es ein paar Verbindungen gibt, bedeutet das noch lange nicht, dass sie auch wirklich funktionieren. Außerdem sind nicht nur ein paar, sondern Hunderttausende, Millionen von Verbindungen notwendig. Ein Telefonsystem funktioniert auch nicht, wenn man nur zwei Drähte miteinander verknüpft. Ich finde es abstoßend, wie Wissenschaftler die Medien benutzen, um den Leuten Versprechungen zu machen oder Fördergelder einzukassieren. „Wir schaffen es im nächsten Jahr, das Rückenmark zu verbinden", posaunen sie. „In vier Jahren können die Leute ihre Rollstühle verlassen", trompeten sie.

Schon seit Jahrzehnten tönen sie so herum. Und immer noch sehe ich keinen der Querschnittsgelähmten, einschließlich Mr Reeve, wieder umherlaufen. Auch er fährt weiterhin in seinem Rollstuhl und wiederholt diese Parolen über solche Nervenverbindungen. Ich glaube, dass er auf meine Operation angewiesen sein wird, lange bevor irgendjemand das Rückenmark nur ansatzweise wieder zusammenwachsen lassen kann.

> Wenn er nicht diese Hoffnung hätte, würde er sich vielleicht eine Kugel geben.

Ja, natürlich. Die Patienten sind verzweifelt. Man kann ihnen alles versprechen. Man sagt ihnen: „Lasse mich ein Weizenkorn in dein Gehirn einführen, dann wirst du deinen Arm besser bewegen können!", und sie willigen ein. Das Gleiche passiert mit Krebs. Da ziehen ganze Heere nach Florida und Mexiko, um sich für Tausende Dollar den Darm auswaschen zu lassen. Das ist doch aberwitzig.

> Es ist wohl eine Art Gehirnwäsche, die auch die Persönlichkeit berührt.

Sehen Sie! Alles findet im Kopf statt. Endlich sind wir einmal einer Meinung.

## Ein Stich wandelt den Killer zum Lämmchen

Wir wollen in die Mensa der Case Western University Clinic, um uns dort weiter zu unterhalten. Doch Professor White möchte vermeiden, um das ganze Gebäude herumlaufen zu müssen. „Ich weiß, hier gibt es irgendeine Tür ..." Er stößt eine auf – ein Dutzend an einem Konferenztisch sitzende Ärzte reckt den Hals und blicken uns vorwurfsvoll an. „Entschuldigen Sie vielmals, ich bin Dr. White..." Er steuert die nächste Tür an und zieht mich hinein. Wir stehen in der Küche, umgeben von brodelnden Gigantentöpfen, schmorenden Riesenbraten, Wagen mit dampfenden Suppenterrinen. „Was machen Sie denn hier?", herrscht uns eine mürrische Köchin an. Professor White stellt sich höflich vor, erhebt mich zu einem Dr. Jungblut und erklärt: „Wir sind von der hygienischen Kontrolle für Klinikküchen. Lassen Sie uns bitte vorbei." Die verdutzte Frau tritt zur Seite und glotzt uns an. „Ich wusste es", triumphiert Professor White, „es gibt von hier aus einen direkten Weg zum Speisesaal."

**Jungblut**: Es gibt aber Eingriffe ins Gehirn, die ausschließlich zum Zweck der Persönlichkeits-Wandlung vorgenommen werden – die Lobotomie etwa.

**White**: Stimmt, aber das ist ein völlig anderes Verfahren: Man bohrt Löcher in den Schädelknochen, führt eine Art Buttermesser hindurch ins Gehirn und schwingt es dann wie ein Scheibenwischerblatt hin und her, wobei Verbindungsstränge durchtrennt und kleine Bereiche lahm gelegt werden. Man praktizierte das hier in den USA, um beispielsweise manisch depressiven Patienten zu helfen. In den 30er- und 40er-Jahren war die vordere Lobotomie der letzte Heilversuch. Umfigurieren nennt man das heute, so wie bei einem Computer.

**Jungblut:** Ein schöner Terminus Technikus für die Zerstörung von Menschen.

**White:** Ja, ja ..., die vordere Lobotomie war einer der großen destruktiven Eingriffe ins Gehirn. Die Ärzte zerstörten damit wirklich die Persönlichkeit vieler, vieler Menschen und änderten deren Gefühle und Verhalten. Die Patienten wurden apathisch, saßen in ihren Sesseln und konnten keinerlei Erregung oder Spaß mehr empfinden. Sie waren wie Roboter. Man kann sagen, dass in dieser Zeit ein Massenmord an Gemütsleidenden stattgefunden hat. Das kam den Menschenversuchen schon nahe, die manche Gefangene von den Nazis erleiden mussten, auch wenn die völlig andere Ziele hatten. Und das hat bei der amerikanischen Öffentlichkeit zu einer strikten Ablehnung von solchen Eingriffen ins Gehirn geführt.

**Jungblut:** Aber jetzt wünschen sich einige Ärzte eine Renaissance dieser Horror-Chirurgie.

**White:** Ja, man kam auf die Idee, statt der fatalen großen Messer eine dünne Elektrode in den betreffenden Gehirnbereich einzuführen und nur winzige Zellgebiete zu zerstören. Es gelang nachweislich, durch solche Eingriffe beispielsweise

Patienten mit starken chronischen Schmerzen von ihrem Leiden zu befreien. Da dachten einige Forscher, wenn man auf diese Weise bestimmte Stromkreise im Gehirn unterbricht, könnte man nicht nur Gemütskranke heilen, sondern auch Kriminelle von ihrem gefährlichen Trieb befreien.

**Jungblut:** Ich kann mir kaum vorstellen, dass zum Beispiel ein Serienkiller einen Stromkreis im Gehirn hat, der seine kriminellen Aktivitäten steuert.

**White:** Ich weiß natürlich auch nicht, wo genau im Gehirn die Nervensysteme liegen, die kriminelles Verhalten auslösen. Man kann sie aber finden, so wie man beispielsweise ein Zentrum der Mathematik aufspürt. Das besteht aus Nervenverbindungen und wird vom Gehirn selbst aufgespürt. Wir injizieren dem Probanden eine radioaktive Markierungsflüssigkeit und setzen ihm einen mit Elektroden bestückten Helm auf. Versucht er jetzt die Rechenaufgabe zu lösen, leuchtet auf dem Bildschirm ein bestimmter Bereich seines Gehirns auf – das mathematische Zentrum. Auf diese Weise kann man auch die kriminellen Bereiche orten.

Sie meinen wirklich, dass manche Menschen einen Punkt im Gehirn haben, der sie zu kriminellen Handlungen antreibt...

Ein Killer hat sicher Nervenfasern, die nur sein verbrecherisches Handeln auslösen und steuern. So wie bei jemandem, der beispielsweise einen Waschzwang hat, auch spezielle Nervenverbindungen existieren, die ausschließlich diese Manie lenken. Mit einem Elektroden-Eingriff unterbricht man einfach die Leitung, als würde man von einem ausgedehnten Schienensystem ein kleines Stück Nebenstrecke zerstören, sodass der Zug dort nicht mehr fahren kann. Das alles ist noch nicht ganz erforscht, aber wir haben heute schon eine sehr gute Vorstellung davon, wo diese Nervenstränge im Gehirn verlaufen, die mit psychisch abnormalem Verhalten verbunden sind.

Nun wird es kompliziert. Denn was genau bedeutet dieser sehr relative Begriff „abnormales Verhalten"? In einem bestimmten Zusammenhang kann etwas abnormal sein, das im nächsten ganz normal und sogar wünschenswert ist. Das Massenmorden der Nazis war im Hitlerstaat quasi ein normales Verhalten und galt nicht als kriminell.

Richtig. Es gibt natürlich, wenn man andere Gesellschaften und Kulturen betrachtet, große Variationen. Aber soweit ich weiß gelten Mord oder Vergewaltigung in keiner Gesellschaft als normales Verhalten. Und wenn die Gesellschaft beschließt, dass wir solches extrem abnormes Verhalten mit chirurgischen Eingriffen kontrollieren sollten, dann können wir das tun.

Höre ich jetzt richtig? Sie selbst meinen, dass es getan werden sollte?

Ja, das sollte es! Ich bin sogar für diese Form der Chirurgie, obwohl sie die Persönlichkeit verändern kann.

Also ich versuchte das auszuführen: Ein Mörder, der wiederholt Juden, Zigeuner, Homosexuelle, Kommunisten, Oppositionelle, psychisch Kranke und Behinderte umbrachte, zeigte im Hitlerstaat kein abnormales Verhalten. Ganz im Gegenteil: Er handelt im Sinne des Systems. Was als kriminell eingestuft wird, beruht auf einer gesellschaftlichen Übereinkunft und ist daher ein temporäres kulturelles Produkt.

Ich gehe natürlich von unserem heutigen Rechtssystem aus und meine ein von der Norm abweichendes Verhalten, das die Leute hinter Gitter bringt.

Es ist noch nicht lange her, während der McCarthy-Periode in den 50er-Jahren, da wurden in den USA nach dem immer noch gültigen Rechtssystem sozial engagierte Leute, so genannte Aufmucker und Atomwaffengegner, kriminalisiert, aus den Jobs gemobbt oder ins Gefängnis gesteckt und sogar auf den elektrischen Stuhl gebracht. Heute findet die breite Öffentlichkeit zwar all das nicht mehr richtig, aber hätte diese McCarthy-Zeit in den kommenden 20er-Jahren des neuen Jahrtausends gelegen, wären diese kriminalisierten Opfer vermutlich operiert worden. Und irgendwann später hätte man zu ihnen gesagt: „Oh, es tut uns leid, damals hielt man dich fälschlicherweise für einen Kriminellen. Hier hast du zwei Dollar Entschädigung, damit du dir ein neues Leben gestalten kannst."

Ich spreche nur von Menschen, die man nach unseren jetzigen Kriterien von der Gesellschaft isoliert. Und anstatt einen notorischen Vergewaltiger lebenslang oder immer wieder für ein paar Jahre hinter Gittern zu halten, sage ich, dass wir eine simple und sichere Gehirnoperation ausführen können, mit der man die Nervenverbindungen für sein abnormes, kriminelles Verhalten zerstört. Die Verordnung solcher Operationen, ob bei Gemütskranken oder Kriminellen, muss nach allgemein akzeptierten Klassifikationen erfolgen.

Denken Sie doch einmal zurück an die Praxis der 30er- und 40er-Jahre in den USA, als Legionen von Gemütskranken mit Therapien behandelt wurden, die später als unheilvoll bezeichnet wurden. Die Klassifikationen damals wurden auch von hoch spezialisierten Psychiatern vorgenommen und galten als „allgemein akzeptiert".

Aber heute ist die Diagnose präziser geworden – durch das PET-Scanning, die computerisierte Darstellung des Gehirns. Der Psychiater kann selbst kleine Bereiche damit untersuchen, dessen Chemie darstellen und ermitteln, ob irgend etwas abnormal ist.

Vielleicht zerstört man durch das Durchtrennen der Fasern auch andere Eigenschaften ...

Das meinen auch viele Psychologen und die verschiedensten Sozialadvokaten. Deren Einwände sind: Du hast nicht das Recht, auch wenn der Vorteil für die Gemeinschaft noch so groß ist, kleinste Teile des Gehirns eines Menschen zu zerstören, weil damit dessen Persönlichkeit und Gefühle verändert werden können. Ich kann mich dem nicht ganz verschließen. Auf der anderen Seite offeriere ich eine winzige Operation, kaum der Erwähnung wert. Man navigiert millimetergenau zu dem bestimmten Punkt im Gehirn, schaltet den Strom ein und brennt ein stecknadelkopfgroßes Stück weg. Und nun geht dieser Mensch, beispielsweise ein Autor, der vorher depressiv war, fröhlich zurück ins Leben und schreibt heitere Romane.

Sehr schön. Ich glaube, ich sollte es mal versuchen. Aber die Depression beim Schreiben gehört doch zu meiner Persönlichkeit. Nach einer solchen Operation hätte ich womöglich immer ein breites Grinsen und würde wie aufgezogen wirken. Niemand mehr würde mir den Schriftsteller abnehmen, weil Schriftsteller eben leiden müssen.

In unserem Land werden diesen Leuten – ob sie nun Gemütsleidende oder im Gefängnis steckende Kriminelle sind – sehr starke, ruhig stellende und die Gehirnaktivität hemmende Medikamente verordnet. Irgendwann ändern diese Drogen die Chemie des Gehirns und damit die Persönlichkeit, nicht anders als ich es durch die Operation erreichen würde. Das ist Praxis bei uns in den USA. Psychotherapien werden nur bei harmlosen Fällen angewandt.

Aber, anders als betäubende Drogen, schafft diese Mini-Lobotomie eine irreversible Veränderung. Der Zustand ist nicht mehr umkehrbar, weil das Gehirn nie wieder in den ursprünglichen Zustand zurückkehren kann. Bei Medikamenten geht man davon aus, dass sich nach dem Absetzen der ursprüngliche Zustand wieder einstellt.

Wenn bestimmte Medikamente lange genommen werden, sind Gewebe und Chemie des Gehirns für immer verändert.

Das ist aber nicht die Absicht bei der Verordnung solcher Medikamente, sondern eher eine unerwünschte Nebenwirkung. Beim Durchtrennen der Fasern dagegen soll das Gehirn für immer verändert werden. Und vielleicht sind diese bestimmten Fasern auch für andere Eigenschaften zuständig. So, wie man einen Schienenstrang sowohl für Güterzüge als auch Personenzüge benutzen kann.

Ich will nicht bestreiten, dass man beim Eliminieren kriminellen Verhaltens vielleicht auch andere Emotionen verändert. Aber zumindest hat man die Sicherheit, dass dieser Mann, wenn er aus dem Gefängnis entlassen wird, keine Gefahr mehr für die Gesellschaft oder für sich selbst sein wird. Das sind doch Vorteile für uns und für ihn. Er kann jetzt frei umherspazieren. Es zählt doch kaum, wenn auch einige andere Eigenschaften seiner Persönlichkeit ein klein wenig verändert wurden. Vielleicht war er vorher ein aufbrausender Typ und nun ist er sanftmütiger. Aber welcher Vorteil: Man leert die Gefängnisse, und die Leute werden nie wieder jemandem Böses antun.

Hervorragend! Das goldene Zeitalter für die Killer und die verängstigten Bürger bricht an.

Sie nennen so etwas den „Frankenstein Faktor" und meinen, dass wir ein Monster in die Welt entlassen. Doch ich behaupte: Da besteht keine Gefahr. Nehmen wir an, ich wäre ein Krimineller und Dr. Frankenstein käme mit dem Versprechen zu mir: „Ich kann dich für immer aus dem Gefängnis holen, aber nach dem Eingriff wirst du vielleicht etwas weniger lustig und dafür etwas trauriger sein." Ich würde keine Sekunde zögern und rufen: „Schiebe mich schnell in den OP-Saal, Dr. Frankenstein! Schiebe mich sofort hin. Ich bin bereit. Ich will hier raus." Oder meinen Sie etwa, ich möchte weiter in meiner Zelle schmoren? Die Gefangenen würden Schlange stehen, um sich dieser Operation zu unterziehen. Da ist soziologisches Gesäusel fehl am Platz.

Sollen solche Patienten oder, besser gesagt, Delinquenten nur mit oder auch ohne ihre Zustimmung durch die Minielektrode gewandelt werden?

Ich muss zugeben, beides.

Sie würden also jemanden dazu zwingen wollen?

Es geht mir gegen den Strich, jemanden zu zwingen. Und doch bin ich dafür, allerdings nach sehr sorgfältiger Erwägung.

In meinen Ohren klingt das ein wenig nach Dr. Mengele.

Nein, nein! Das klingt nach Dr. Frankenstein. Allerdings stimmt es schon: Solche Gehirnoperationen tragen ein Stigma. Auf der anderen Seite beschwert sich niemand, wenn ein Chirurg wegen eines Gehirntumors wichtige Nervenverbindungen durchtrennt.

Das geschieht, um das Leben eines Patienten zu retten. Aber der Elektrodeneingriff in das Gehirn eines Gemütskranken kann wohl kaum als lebensrettende Maßnahme gelten.

Aber sicher ...

Sie verbessern lediglich sein Wohlbefinden ...

Nein, ich rette sein Leben. Betrachten wir noch einmal den Schriftsteller, der an manischer Depression leidet. In den kritischen Phasen hat dieser Mann Suizidgedanken, vor denen man ihn schützen muss. Eine kleine Operation könnte ihn für immer davon befreien.

Ja, ja ... Sie wollen es, weil Katholiken nach einem Selbstmord in der Hölle schmoren müssen. Ich dagegen halte es für sehr bedenklich, jemandem die fundamentale Freiheit zu rauben, sich selbst das Leben zu nehmen.

Ob der depressive Autor in dem Moment, wenn er sich aus dem Fenster stürzt, wirklich frei entscheidet, ist fraglich. Die Operation wäre eine rein lebensrettende Maßnahme, also nicht anders als eine Tumoroperation oder das Verabreichen von Medikamenten.

## Die Transplantation der Seele

Er sitzt zwischen gestapelten Umzugskisten in einem Klinikbüro, das er sich mit zwei weiteren pensionierten Kollegen teilt. Die Kartons enthalten die zu beschriebenem Papier geronnene Arbeit von 50 Jahren – seine Forschung und seine tägliche Mühe zur Lebensrettung. Er mag sich nicht davon trennen. Die Papiere erinnern ihn an seine vielen früheren Träume und daran, dass er sich einst stark und unsterblich fühlte.

**Jungblut**: Wo bleibt die Seele bei Ihrer geplanten Operation?

**White**: Ich transplantiere die Seele mit. Das habe ich immer gesagt.

**Jungblut:** Dann müssen Sie aber zwei Seelen transplantieren oder zusammenfügen – eine im Körper und eine im Kopf.

**White:** Oh, nein, nein. Ich transplantiere nur eine Seele. Die Essenz des Menschlichen steckt im Gehirn und dort befindet sich auch die Seele. Die Moleküle des Gehirns sind das physische Gefäß, das Heim, in dem sich die Seele aufhält. Nach meiner Vorstellung existiert sie dort in jeder Zelle.

**Jungblut:** Damit widersprechen Sie aber der Lehrmeinung Ihrer Kirche. Die geht doch davon aus, dass die Seele den ganzen Menschen durchzieht, Körper und Kopf also.

**White:** Ich bin durch meine Kenntnis über das Gehirn zu meiner heutigen Sicht gekommen. Es stimmt, dass sie im Widerspruch zu den mittelalterlichen Vorstellungen des heiligen Thomas von Aquin steht, wonach die Seele sich im ganzen Körper aufhält. Er hatte die Idee von der Einheit des Menschen.

**Jungblut:** Den Aussagen der Scholastiker zufolge soll die Seele substanzlos sein.

**White:** Das denke ich auch. Mich rief einmal eine der Edelfedern der New York Times an und fragte, ob man die Seele messen könne, wenn sie den Körper beim Tod verlässt; ob sie irgendwelche Art von messbarer Energie habe und es beim Sterben eine Art Stromabfall gebe. Ich musste alles verneinen. Die Seele besteht offensichtlich aus etwas, das keine physische Struktur hat. Daher meine ich auch, dass sie die vierte Dimension ist. Ich glaube nämlich, dass es nicht nur eine Geist-Körper-Beziehung, sondern eine Geist-Seele-Körper-Beziehung gibt. Die Geist-Körper-Beziehung ist dreidimensional. Genauso wie man die Schwerkraft zwar selbst nicht sehen, aber durch die Anziehung von zwei Körpern demonstrieren kann, so gelingt es nicht, die Gedanken selbst zu sehen, aber ihre chemische und elektrische Aktivität nachzuweisen. Dieser physischen, dreidimensionalen Beziehung steht die Seele gegenüber. Deshalb glaube ich, dass man bei ihr von einer vierten Dimension sprechen kann. Man muss den physischen Raum überschreiten – von der dritten zur vierten Dimension.

••••••

### Selbst-Bewusstsein II

Geht man von dem Paradigma der Neurotransplantation aus, im Extremfall der Verpflanzung eines ganzen menschlichen Gehirns in

einen anderen Körper, einen anderen Kopf zugehörig zu einem andern Leib, lässt sich mit dem Göttinger Philosophen Günther Patzig fragen: „Wäre Sophia Loren wirklich noch Sophia Loren, wenn ihr Zentralnervensystem in meinen Körper eingepflanzt würde, und wäre sie wirklich Günther Patzig, wenn sie mein Gehirn trüge?"
Diese Frage ist deshalb so tief, weil sie mit der Philosophie des „Zwischen" Martin Bubers zu tun hat, einem interpersonalen Raum, den ich einmal versuchsweise als das „interpersonale Selbst" bezeichnet habe: Unser seelisch-geistiges Selbstsein geht nicht darin auf, eine Zentralnervensystem-Funktion zu sein und auch nicht in der damit verkoppelten Leiblichkeit, sondern es ist in merkwürdiger Weise beides zugleich beziehungsweise eben „dazwischen":
Es spielt sich in dem rätselhaften Bereich des „Zwischen" ab, der dadurch entsteht, dass menschliche Gehirne vorgängig schon immer mit ihren zugehörigen Leibstrukturen und deren Lebenswelten in Verbindung stehen, ja sich an ihnen, das heißt an den Leiblichkeiten, in denen sie vorkommen, gebildet haben.

PROF. DR. DR. H. M. EMRICH, *Psychiatrie*, Med. Hochschule Hannover

••••••

Ich lehne die christliche Vorstellung von einer Seele ab, die sich mit dem Tode des Menschen vom Körper löst und dann irgendwie durch das All segelt. Wenn es diese Seele wirklich gäbe, müsste sie doch, ebenso wie der menschliche Geist, ein komplexes Gebilde von speziellen Nervenverbindungen, chemischen Strömungen und elektrischer Aktivität sein. Ich könnte mich allenfalls dazu bereit finden, die Seele als die einmalige Persönlichkeit eines jeden Menschen zu verstehen. Die existiert nur, wenn er lebt, und sie wird nach meiner Auffassung nicht nur durch den Geist, sondern auch durch den Körper bestimmt.

Aber was passiert bei Organtransplantationen? Die Organe im Körper leben ja noch, wenn der Patient schon für gehirntot erklärt worden ist. Ich habe mich übrigens oft gefragt, wo die Seele eines Gehirntoten ist.

Wer an eine ewig lebende Seele glaubt, kann sie in dem Falle doch nur im Limbo, in einem Zwischenreich, suchen. Sicher ist, dass der Patient seinen Geist aufgegeben hat. Er hat seine Persönlichkeit verloren. Denn die ist abhängig von Geist und Körper. Aber nach katholischer Auffassung liegt die Seele im ganzen Menschen.

Das ist sehr die Frage. Denn würde ich jetzt aus einem Körper das noch schlagende Herz herausnehmen und verpflanzen, erhält der Empfänger auch einen Herzseelenteil vom Spenderkörper. Manchmal werden einem Patienten sechs Organe von sechs verschiedenen Spendern übertragen. Dann gelangen also sechs Seelenteile in seinen Körper, wo sich schließlich insgesamt sieben Seelen tummeln. Muss man dann von Leberseele, Herzseele, Nierenseele sprechen?

Deshalb meine ich ja: Das christliche Seelenkonzept ist nicht haltbar.

Mich interessiert, wie viel Gehirngewebe man braucht, um eine Seele zu haben. Nehmen wir einmal – trotz Ihrer Einwände – an, dass die Seele im Gehirn steckt. Wie viel davon braucht sie?

Ich glaube fast, sie braucht gar kein Gehirn.

Wie? Kein Gehirn?

Ein gerade erst befruchtetes Ei hat doch nach katholischer Auffassung bereits eine Seele. Aber es hat keinesfalls ein Gehirn. Es gibt sogar Kinder, die ohne Gehirn geboren werden. Man könnte sich natürlich auch vorstellen, dass die Seele in jeder Zelle des Menschen vorhanden ist, wie auch die DNA mit der genetischen Prägung. Und wenn man der Argumentation der katholischen Kirche folgt, beginnt das Sein eines Menschen und damit die Existenz seiner Seele, wenn eine Spermazelle die Wand eines Eis durchdrungen hat. Dieses befruchtete Ei hat noch kein Gehirn, aber nach Ihrem

Glauben eine Seele. Nun erläutern Sie mir doch bitte, warum sich später die Seele ausschließlich im Gehirn aufhalten soll!

Wie sie dahin gelangt, ist allerdings die große Frage.

Dieses befruchtete Ei teilt sich in Zellen und jede von ihnen teilt sich wieder, immer weiter. Wenn überhaupt, dann müsste jede Zelle im Körper die Seele enthalten.

Sie kommen damit der traditionellen, im Mittelalter entwickelten Sicht des Thomas von Aquin sehr nahe.

Danke, danke!

••••••

**Kommunizierende Zellen**

Erwachsenen Zellen muss man wenig beibringen. Sie tauschen sich untereinander aus, kommunizieren. Niemand versteht genau, wie und wozu.

Organzüchter FRANCIS VACANTI, Spiegel Reporter

••••••

In mancher Hinsicht haben die mikrobiologische und die genetische Forschung den Vertretern dieser Auffassung geholfen. Denn jede Zelle enthält das genetische Programm für den Aufbau des ganzen Körpers. Vielleicht waren diese Theologen damals sehr weitsichtig.

Wenn jemand nun wirklich glaubt, dass es eine Seele gibt, mit der nicht die Persönlichkeit gemeint ist, also die christliche Seele, dann kann sie doch nur, vergleichbar mit der DNA, in jeder Zelle stecken. Und wenn Sie Organe verpflanzen, ist die Spenderseele in jeder der übertragenen Zellen enthalten.

Das ist ein interessanter Aspekt. Aber dann haben wir Patienten mit Seelen von anderen Patienten.

Mein Gedankengang führt noch weiter: Die fremden Zellen eines gespendeten Organs werden doch nach einer Weile durch die Zellen des Empfängers ersetzt, also durch Zellen mit dessen genetischem Programm. Das könnte also bedeuten, dass die Seele des Empfängers die Spenderorganzellen einnimmt.

Das stimmt. Man fragt sich natürlich, ob eine Beziehung zwischen der DNA mit dessem genetischen Programm und der Seele besteht. Aber die Seele ist kein physisches Phänomen wie die DNA.

Nach dem Konzept, das ich gerade dargelegt habe, nimmt die Seele jedoch den ganzen Körper ein und nicht nur das Gehirn, wie Sie meinen. Und jetzt kommen wir zu Ihrer Operation: Wenn der zusammengesetzte neue Mensch vor Ihnen liegt, kommt es nicht nur zwischen den Bataillonen der Immunabwehr von Kopf und Körper zu Schlachten, sondern vielleicht auch zwischen den Seelen von Empfänger und Spender. Gegen das Erste können Sie ja Immunsuppressiva einsetzen, aber gegen Seelenkämpfe ...

Vermutlich sind viele katholische Theologen der gleichen Meinung. Ich weiß, es ist eine alte katholische Vorstellung, dass die Seele im Moment der Empfängnis, also bei der Befruchtung entsteht und dass beim Teilen der Zellen jede von ihnen eine, sagen wir mal, Seelenkomponente erhält. Vermutlich würde Thomas von Aquin Ihnen zustimmen. Er war ja überzeugt davon, dass die Seele den ganzen Körper durchzieht.

Es freut mich, dass Sie jetzt ausgerechnet mich zum Anhänger von Thomas von Aquin machen. Und der würde sich schon allein der Seele wegen bei Ihnen über Ihre Transplantation von Kopf oder Körper beschweren. Es sei denn, Sie können einwandfrei erklären, wie die Seele von der befruchteten Zelle irgendwann ins Gehirn gelangt, sodass nur eine verpflanzt wird.

Ich könnte jetzt einwenden, dass die Seele mit einem speziellen Teil der Zelle verbunden ist, den ich mal genetischen Strang nenne. Und da der physische Sitz der Seele nach meiner These ausschließlich das Gehirn ist, muss sie von Anbeginn damit verbunden sein. Das kann sie nur, wenn sie nicht mit dem gesamten genetischen Strang der ersten Zelle, der Zygote, verbunden ist, sondern nur mit einem speziellen Teil davon, mit dem DNA-Segment, das die Informationen für den Aufbau des Gehirns enthält. Dort hätte die Seele sogar Einfluss auf die Formung des Gehirns.

> Nach der katholischen Auffassung von bereits beseelten Zygoten müssten eineiige Zwillinge die gleiche Seele haben. Denn wenn sich aus einem einzigen Ei noch nicht einmal zehn Zellen entwickelt haben, teilt sich der Zellhaufen, und die Hälften entwickeln sich zu Zwillingen. Wie kommen die beiden Menschen dann zu verschiedenen Seelen im katholischen Sinne? Sie können eigentlich nur dann unterschiedlich sein, wenn mit Seele die einmalige Persönlichkeit gemeint ist.

Total identisch sind Zwillinge nie, auch eineiige nicht. Da bricht die Vorstellung von der Seele in der befruchteten Eizelle zusammen.

> Sie können das Problem lösen, wenn Sie wirklich annehmen, dass die Seele nur in einem bestimmten Bereich der Zygote existiert.

Richtig, das ist ein neues Konzept. Ich hatte bisher mit niemandem gesprochen, der sich den Kopf darüber zerbricht. Und jetzt tut es sogar ein erklärter Atheist. Das bringt Spaß! Also in dem White-Prinzip, das wir hier gerade kreiert haben und das ich mal „Teilhaftigkeit" nennen möchte, ist die Seele Teil des genetischen Strangs.

> Dass nur eine im Gehirn steckende Seele und nicht auch eine des Spenderkörpers mittransplantiert wird, können Sie damit jedoch nicht erklären. Das könnten Sie nur, wenn die

Seele wandelbar wäre. Aber nach katholischer Lehrmeinung ist die Seele eine feste Größe, etwas Konstantes. Oder täusche ich mich?

Richtig. Sie verändert sich nicht. Sie bleibt immer und ewig die gleiche. Doch wenn ich jetzt darüber nachdenke, werde ich unsicher.

Wenn die Seele sich verändern kann, entspricht sie mehr meinem Konzept der Persönlichkeit. Dann spiegelt sie nichts anderes als das Ich wider, das sich durch Erlebnisse verändert.

Nein, sie ist nicht veränderlich. Ich glaube, das ist ein wichtiger Punkt. Die Seele ändert sich nach katholischer Auffassung nicht wie der Charakter. Auch Erfahrungen haben keinen Einfluss auf die Seele. Genau weiß ich es allerdings auch nicht. Warum beten wir immer? Damit unsere Seele besser und reiner wird?

Oh, ja. Bei der spirituellen Reinigung müsste sich die Seele wandeln.

Das ist ein interessanter Gedanke. Gibt es, vergleichbar mit der Entwicklung eines Kindes zum Erwachsenen, auch ein spirituelles Wachstum? Reift also die Seele während der verschiedenen Stadien des Lebens? Nehmen wir an, dass aus einem Baby später ein sehr religiöser Mensch wird. Helfen Reinigung, Vertrauen, Hoffnung und Opfer, Gebete und Nächstenliebe, die Seele zum Guten oder zum Bösen zu verändern? Was ist beispielsweise mit Mönchen oder Nonnen, die den ganzen Tag beten? Werden ihre Seelen reiner? Und was kann dieses „reiner" bedeuten? Man könnte einen Versuch durchführen, mit dem sich das spirituelle Zentrum im Gehirn finden ließe – auf die gleiche Weise, wie man das Lesezentrum sucht, indem man den Kopf über Elektroden mit einem Computer verbindet und der Versuchsperson dann eine radioaktive Markierungsflüssigkeit injiziert. Wenn sie vorliest, leuchtet die aktive Zone des Gehirns auf dem Bildschirm auf. Und wenn sie unter diesen Versuchsbedingungen betet oder über den Schmerz von Christus meditiert, was zeigt der auf dem Bildschirm leuchtende Bereich des Gehirns an? Die Seele?

Sicher zeigt er die Tätigkeit des Geistes, nachgewiesen durch elektrische Ströme.

Aber wo ist die Seele?

Nach Ihrer christlichen Auffassung müsste sie völlig unabhängig vom Geist existieren. Denken Sie daran: Selig sind die, die da arm am Geiste ... Demnach kommt die Seele mit herzlich wenig Geist aus. Also ist die eigentliche Frage nicht wo, sondern was die Seele ist.

Wie schon gesagt: Die Seele ist die vierte Dimension. Wenn es sie nicht wirklich gibt, warum kennt sie eigentlich jede Religion in irgendeiner Form?

Weil für die meisten Menschen die Vorstellung schrecklich ist, dass mit dem Tod alles zu Ende sein soll. Der Tod ist schon furchtbar genug. Und dass es danach nichts mehr geben sollte, ist einfach ein unerträglicher Gedanke. Mit der weiterlebenden Seele bleibt zumindest ein vager Trost vom ewigen Dasein. Sonst wäre da nur das Nichts, die Schwärze. Ähnlich ist es auch mit Ihrer geplanten Transplantation: Der neue Körper erfüllt letztlich die Sehnsucht nach ewigem Leben.

Ja, wäre es nicht schön, den alten, hässlichen Körper abzustreifen und einen jungen, starken zu bekommen? Ist es nicht schön, sich vorzustellen, dass man mit seiner kleinen Seele in einen schönen blauen Himmel fortgetragen wird?

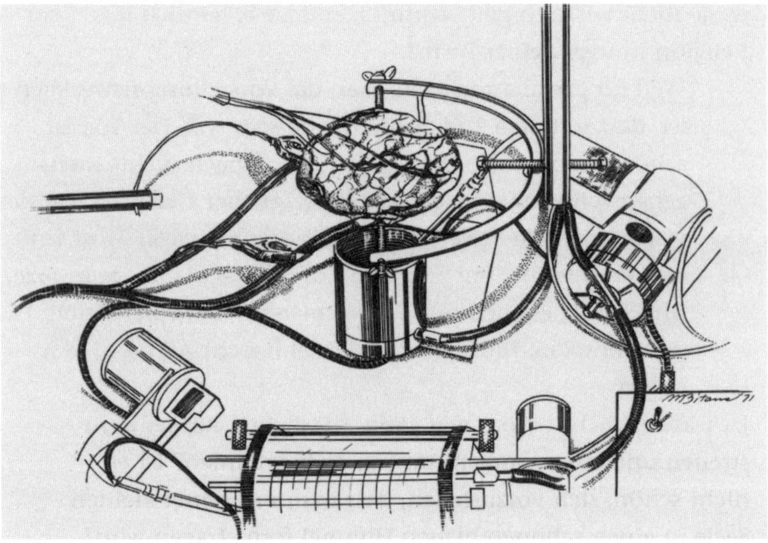

## Dem Selbst selbst reicht die Hälfte des Gehirns

Wir haben uns in eine Ecke der holzgetäfelten Allen Memorial Bibliothek zurückgezogen. Obwohl wir unsere Stimmen gedämpft haben, blickt eine Studentin strafend zu uns herüber und geht schließlich empört hinaus. „Ein Glück, dass sie weg ist. Ich konnte kaum noch länger meine Stimme zügeln", sagt Professor White.

Er blickt im Raum umher, lässt seinen Blick über das braune gedrechselte Geländer und die abgetretenen Teppiche gleiten. „Was haben diese nach Bohnerwachs riechenden Dielen schon alles erlebt – den Aufstieg von Wissenschaftlern, die sich wundern würden, worüber wir beide heute hier diskutieren. Die würden denken, wir haben eine Schraube locker." Am Anfang seiner Karriere, erzählt er, habe er oft in dieser Bibliothek gesessen, in den alten Büchern gelesen und Notizen geschrieben. „Ich schmiedete Pläne, sehr große Pläne, die damals jedoch noch nicht die Körpertransplantation einschlossen." Er ver-

stummt, blickt zum Boden. „Und nun? Nun bin ich am Ende der Karriere ..."
Professor White springt auf. „Kommen Sie! Ich zeige Ihnen etwas." Er lotst mich zu einer Art Vestibül, in der Porträts der ehemaligen Präsidenten der Case Western University hängen. „Der dort", sagt Professor White und weist auf eines der Bilder, „der ist nach weniger als einem Jahr Amtszeit an dem Stress gestorben, Präsident zu sein." Er lacht wie ein Junge.

**Jungblut**: Sie beharren so sehr darauf, dass die Seele im Gehirn steckt. Doch was passiert mit ihr, wenn Sie in einer Operation einem Patienten die tumorzerfressene Gehirnhälfte herausnehmen und ihm eine neue von einem Unfallpatienten einsetzen würden?

**White**: Das ist nicht möglich. Man kann zwar die Blutgefäße der transplantierten Gehirnhälfte mit denen des Schädels verbinden, aber man kann nicht die Abermillionen von Fasern verbinden. Das funktioniert nicht einmal bei wenigen Gehirnzellen und erst recht nicht bei einem großen Gehirnlappen.
Aber beim Wegschneiden eines Teils des Gehirns stellt sich wirklich die Frage, wie viel davon der Mensch braucht, um noch eine Seele zu haben. Das beschäftigt mich schon länger, und ich muss ein wenig ausholen. Als ich vor vielen Jahren für meine Doktorarbeit forschte, nahm ich bei einem Affen die Hälfte des Gehirns heraus. Indem ich die rechte Hemisphäre herausschnitt, entfernte ich auch das dort lokalisierte motorische Zentrum, das die Bewegungen der linken Körperhälfte steuert. Der Affe war anfangs gelähmt, erholte sich jedoch sehr schnell und konnte schließlich beide Seiten gut bewegen. Ich glaube, dass die verbliebene Hemisphäre und der Hirnstamm die Arbeit übernommen haben. Der Affe

war wie ein wiederhergestellter Schlaganfallpatient. Wenn man seine Affen-Persönlichkeit betrachtete, war es eigentlich unmöglich, irgendeine Veränderung festzustellen.
Ich machte damals diese Untersuchung, um durch einen Eingriff Kindern mit starker Epilepsie helfen zu können, bei denen Medikamente oder andere Therapien nicht greifen. Damit sie ein einigermaßen normales Leben führen konnten, entfernten wir die betroffene Gehirnhälfte. Gerade kürzlich haben Chirurgen vom Johns Hopkins Hospital in Boston einem solchen Mädchen geholfen, indem sie eine Hälfte seiner oberen Gehirnpartie wegschnitten. Da fragt man sich: Wer ist jetzt dieser Mensch? Wo ist seine Persönlichkeit? Und wo ist seine Seele? Ist sie etwa in der Gehirnhälfte, die jetzt im Laboratorium untersucht wird? Offensichtlich birgt dann der verbliebene Teil des Gehirns die gesamte Persönlichkeit und auch die Seele. Das zumindest war meine Erfahrung bei zahlreichen Operationen.

**Jungblut**: Der berühmte australische Hirnforscher Sir John Eccles, Katholik wie Sie, war zeit seines Lebens davon überzeugt, dass die Persönlichkeit in der linken Hemisphäre stecke.

**White**: Aber bei diesem Mädchen haben die Chirurgen die linke Gehirnhälfte herausgeschnitten und damit nebenbei bewiesen, dass Sir Eccles sich irrt. Das Mädchen hat seine Persönlichkeit behalten.

**Halbes Hirn**

Rund zehn Stunden benötigten die Ärzte des Kinder-Epilepsie-Zentrums an der Johns-Hopkins-Universität in Baltimore, um Kaci Caves Schädel aufzusägen und große Teile der linken Gehirnhälfte zu entfernen. Hirnstamm, Zwischenhirn und Brücke blieben intakt, der Hohlraum würde sich später mit Rückenmarksflüssigkeit füllen.

Als Kaci aus der Narkose erwachte, zogen sich lange Nähte über ihren geschwollenen Schädel. Sie konnte „danke", „bitte" und „ich liebe dich" sagen – Reflexsprache nennen das die Ärzte. Doch sie kannte das Wort für „Tasse" nicht mehr oder das für „Jeans". „Es war niederschmetternd", sagt sie heute. „Ich konnte an das Wort denken, aber ich kriegte es nicht heraus."

Der Neurologe und Direktor des Epilepsie-Zentrums, John M. Freeman, staunt immer wieder darüber, dass alle Hemisphärektomie-Patienten ihr Gedächtnis behalten. „Sie vergessen nichts", sagt Freeman. „Warum mag Gott es vorgesehen haben, dass alle Erinnerungen in beiden Gehirnhälften gespeichert werden?"

Seit dem vergangenen Schuljahr geht Kaci wieder in ihre alte High School in Tulsa, Oklahoma. Eine Hemisphärektomie halbiert nicht die Intelligenz. „Es ist erstaunlich, aber in vielen Fällen scheint ihre Intelligenz sogar zuzunehmen, nachdem wir die Hälfte des Gehirns entfernt haben", sagt der Neurochirurg Benjamin Carson. Und vor allem hat Kaci keine epileptischen Anfälle mehr.

Ute Eberle, Die Zeit

••••••

**Jungblut:** Wenn Sie also, wie bei dem Mädchen, die linke Hemisphäre herausnehmen, bleiben die Persönlichkeit, die Identität und, wenn Sie es wollen, auch die christliche Seele in der rechten Hemisphäre. Nähmen Sie aber stattdessen die rechte heraus, würde das Mädchen dann noch die gleichen Gehirnfunktionen haben?

**White:** Es würde vermutlich schneller gesund werden und sein Gehirn könnte besser funktionieren, weil sich normalerweise das Sprach- und Denkzentrum in der linken Gehirnhälfte befindet.

**Jungblut:** Dass jemand seine Identität und Persönlichkeit bei einer solchen Operation nicht verliert, kann man dadurch erklären, dass sie in beiden Hälften stecken, wie ein durchgehendes Programm. Aber was ist mit der Seele, die nur als Einheit existiert, die nicht teilbar ist? Sie flutscht doch nicht von einer Seite zur anderen!

White: Ich weiß, ich weiß. Einige vermuten deshalb, dass sie im Hirnstamm ist.

Aber Sie flutschen weg, wenn man glaubt, Sie gepackt zu haben!

Ich versuche selbst, den Aufenthaltsort der Seele zu ergründen. Bei dem Mädchen in Boston gingen die Ärzte vor der Operation davon aus, dass es danach Probleme mit dem Sprechen und dem Denken haben würde und dass es seine Persönlichkeit verlieren könnte. Die linke Hemisphäre, die sie entfernten, schien ihnen sehr wichtig für die Persönlichkeit und das Denken. Sie trennten also die Hälfte des Kortex heraus – all jene Bereiche, die in einem normal entwickelten Gehirn für das Sprechen, Hören, Sehen und sicherlich auch das Denken wichtig sind – und das Mädchen behielt dennoch diese Fähigkeiten und ihre Persönlichkeit.

... Gut, gut! Man nimmt die eine Hemisphäre heraus, dann ist die Seele in der anderen. Aber wenn man jetzt auch noch die herausschneidet, wo bleibt dann die Seele?

Das meine ich ja: möglicherweise im Hirnstamm.

Ich habe gerade eine Idee: Vielleicht kann die Seele, auch ohne sich zu teilen, im restlichen Gehirn stecken: Wenn sie ein Glas Wasser haben und die Hälfte wegschütten, dann ist die verbliebene Flüssigkeit immer noch Wasser.

Interessant, ich verstehe: Selbst wenn man die Hälfte des Gehirns wegschneidet, hat der Patient eigentlich eine vollständige Seele.

Ich halte jedoch nichts von der Hirnstamm-Theorie. Denn die Wissenschaftler sind sich nicht einig, dass der Hirnstamm nichts mit dem Denken, dem Gedächtnis und der Persönlichkeit zu tun hat. Sie meinen aber, dass ausgerechnet dort der Ort der Seele sei.

Wenn ein Patient in tiefem Koma liegt und dennoch irgendwelche elektrische Aktivität in seinem Hirnstamm festgestellt werden kann, ist er nicht gehirntot. Zeigt der Hirnstamm keine Ausschläge mehr, dann ja. Deshalb scheint es, als sei die elektrische Aktivität die Seele.

> Sie ist doch nur ein Zeichen dafür, dass dort noch etwas passiert, irgendetwas. Aber was genau, das weiß man nicht.

Wir sind uns wohl einig, dass bei einem Patienten der Hirnstamm noch arbeiten kann, auch wenn ich ihm beide Hemisphären herausgenommen habe. Er liegt dann aber im Koma, kann nicht mehr sprechen und hat kein Bewusstsein mehr.

> Zur christlichen Seele kann ich keine Aussage machen. Ich würde sagen, dieser Mensch hat sein Gedächtnis, seine Fähigkeit zum Denken, seine Persönlichkeit verloren. Aber er lebt noch.

Richtig. Und da gibt es noch einen weiteren interessanten Punkt: Der Hirnstamm scheint kein Bewusstsein über sich selbst zu haben, obwohl er ein Zentrum für das Bewusstsein ist. Stechen wir nämlich bei einem völlig intakten Gehirn, das also noch beide Hemisphären hat, mit einer Nadel in einen bestimmten Bereich des Hirnstamms, fällt der Mensch oder das Tier sofort in Koma. Dort im Gehirnstamm gibt es einen Bereich, der Aufsteigendes Retikuläres Aktivierendes System genannt wird. Es wirkt wie die Zündflamme einer Gastherme. Von ihm steigen Nervenfasern in den Kortex hinauf und aktivieren ihn elektrisch. Wenn dieser Punkt verletzt wird, etwa durch starke Erschütterung, fällt der Mensch in tiefes Koma. Der übrige Hirnstamm kann trotzdem noch elektrische Aktivität zeigen. Erst wenn diese Aktivität nicht nur dort, sondern auch in allen übrigen Bereichen des Gehirns ausfällt, ist jemand gehirntot.

Wenn man aber den Körper an Maschinen hängt, kann er noch lange weiterleben, weil alle Organe außer dem Gehirn

funktionieren. Hat er dann immer noch eine Seele? Viele Theologen meinen ja.
Doch die Frage taucht schon vorher auf, wenn man beide Hemisphären herausnimmt und der funktionierende Hirnstamm verbleibt. Dieser Mensch atmet selbst, sein Herz schlägt und muss nicht einmal mechanisch unterstützt werden. So könnte jemand jahrelang leben. Und ich frage jetzt: Lebt er mit oder ohne Seele?

Für Sie wird er sicher eine Seele haben, obwohl dieser Mensch fast alles verloren hat, was ihn zum Menschen machte. Er hat noch seinen menschlichen Körper, aber seine Persönlichkeit, die sowohl an den Körper als auch an den Geist gebunden ist, hat er verloren.

Die Frage ist also: Kann die Seele wirklich noch da sein, wenn die Persönlichkeit schon längst nicht mehr vorhanden ist? Dieser Patient kann nie wieder eine Sünde begehen. Er kann sich nicht einmal mehr vorstellen, was eine Sünde ist. Er liegt im Koma.

Sehen Sie! Dieses christliche Seelenkonzept ist nicht stimmig. Nach katholischer Auffassung ist die Seele die Essenz des menschlichen Lebens. Und wenn jemand all das verliert, was ihn zum Menschen macht, kann er eigentlich keine Seele mehr haben.

Ja, ja, das ist allerdings ein Argument. Kann man überhaupt sagen, dass die Essenz des Menschlichen, die Seele also, sich immer noch in jemandem aufhält, dessen Gehirn nur aus dem Hirnstamm besteht, eigentlich nur einer Fortführung des Rückenmarks? Also: Wo ist dann die Seele?

Es ist seltsam. Sie wissen nicht, ob ein Mensch, dessen Gehirn keine elektrische Aktivität mehr zeigt, vielleicht doch noch eine Seele hat, erklären ihn aber für gehirntot und geben sogleich seinen Körper zur Ausschlachtung frei. Ich dagegen – der nicht an eine Seele glaubt – würde das niemals wagen, weil ich immer Zweifel hätte, ob dieser Mensch weiterhin etwas fühlen kann. Er hat ja noch das Antlitz eines Menschen. Aber jetzt kommen Sie und wollen daraus einen neuen Menschen montieren. Das ist für mich Unsterblichkeitswahn.

Den meisten Menschen gefällt das Leben hier. Sie lieben die Sonne. Die meisten wollen nicht sterben, weil sie nicht wissen, was dann passiert. Sie, der nicht an eine Seelenwanderung glaubt, Sie sind sich sicher, dass Sie einfach zu Erde werden. Doch ich glaube, dort nach oben aufzusteigen, wo die Engel singen.

Na, ein klein wenig Angst müssen Sie doch haben.

Ich mache mir schon Sorgen darüber. Nach all den vielen Jahren, in denen ich beim Versuch, Leben zu retten, den Tod ausgiebig studiert habe, weiß ich immer noch nicht, was er bedeutet.

••••••

**Unsterblichkeit**

Du magst dir auch den Ehrgeiz der Menschen ansehen: Da könntest du dich über ihre Sinnlosigkeit wundern, wenn du nicht bedenkst, was ich dir gesagt habe; erwäge, wie gewaltig Eros sie drängt, berühmt zu werden und „einen unsterblichen Namen für ewige Zeit" zu gewinnen; sie sind bereit, dafür eher als für ihre Kinder allen Gefahren zu trotzen, ihr Eigentum daran zu geben, jede Mühe zu bestehen, ja, in den Tod zu gehen.

PLATON, *Lob des Eros*

••••••

Würden Sie ja sagen, wenn Ihnen jemand einen jungen Körper anbieten würde und Sie vielleicht dem Tod von der Schippe springen und sogar noch einige weitere Jahre am OP-Tisch arbeiten könnten?

Das ist interessant. Ich würde ablehnen, wenn ich hinterher nur ein Kopf auf dem Kissen wäre. Aber nehmen wir an, es ist jemandem gelungen, das Rückenmark wieder zusammenwachsen zu lassen, und ich erhalte den Körper eines jungen Motorradfahrers. Das ist natürlich ein Angebot, das nur schwer auszuschlagen wäre. Ich mag den Operationstisch. Heute morgen, als ich einige Unterlagen in der Klinik holen wollte, da wurde gerade ein Patient eingeliefert, den jemand niedergeknallt hatte. Kopfschuss. Er wurde zur Operation vorbereitet. Und ich stand da, sah auf den Wagen und dachte: Ach, könntest bloß du das machen! Das Operieren ist eine Droge. Es erzeugt enorme Hochgefühle, wenn man erfolgreich war und jemandem geholfen hat.

In den vielen Jahren, in denen ich nach einer Operation in der Intensivstation ans Bett des Patienten getreten bin, hoffte ich jedes Mal bangend, dass er auch wirklich aufwacht. Bis zuletzt war es so. Und wenn der Patient endlich die Augen aufschlug und mit mir sprach, löste sich alle Spannung, und ich war beflügelt wie ein Kind. Nun ist das leider vorbei.

Mich bedrückt jetzt, dass meine Zeit langsam verstreichen könnte, ohne dass ich die Transplantation ausgeführt habe und dass sie irgendjemand in China oder Russland machen könnte, jemand, der vielleicht nicht so viel Wissen und Erfahrung hat.

Sie haben so viel erreicht in Ihrem Leben. Sie könnten sich doch zufrieden zurücklehnen und die Welt betrachten.

Ich möchte aber noch zeigen, dass die Körpertransplantation möglich ist. Ich möchte diesen Menschen schaffen.

Aha, Sie wollen Gott spielen!

Wer möchte das nicht. Aber mein wirklicher Beweggrund ist, Leidenden zu helfen. Das deckt sich mit der christlichen Lehre. Man muss sich allerdings ernstlich Gedanken darüber machen, ob das traditionelle Konzept der Beziehung zwischen Körper, Geist und Seele stimmt. Ich habe viele der

Philosophen und Ethiker gelesen – die alten und besonders die modernen – und keine ausreichenden Antworten gefunden.

Wir selbst müssen fragen, immer weiter fragen. Ja, ich glaube nicht, dass wir wissen, wo wir stehen. Ein gigantischer Sturm tobt auf dem Meer der Ethik und Moral, und dafür gibt es keine Karten, keine Navigationskarten.

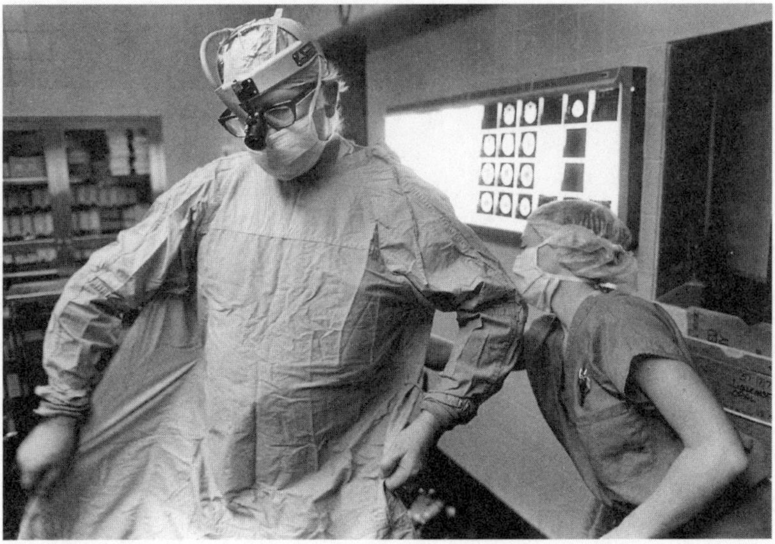

## Bildnachweis

S. 14: Christian Jungblut
Alle übrigen Fotos und alle Illustrationen:
Archiv Robert White